国医养生

本草女人
养颜经

杜琳◎编著

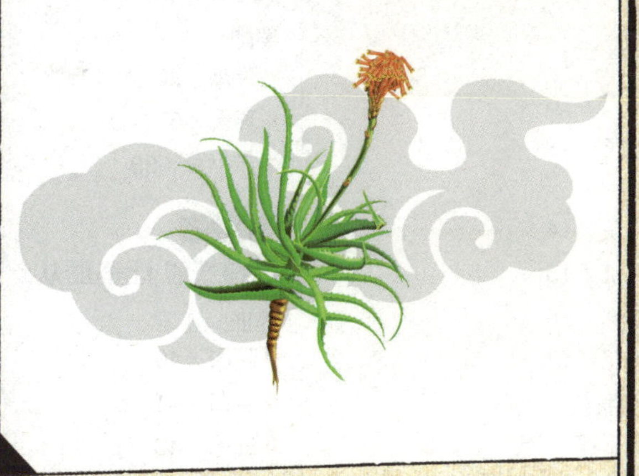

山西出版传媒集团
山西科学技术出版社

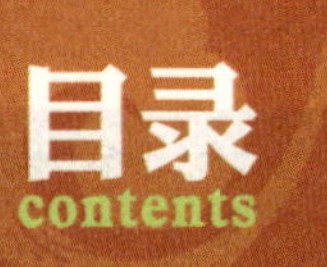
目录
contents

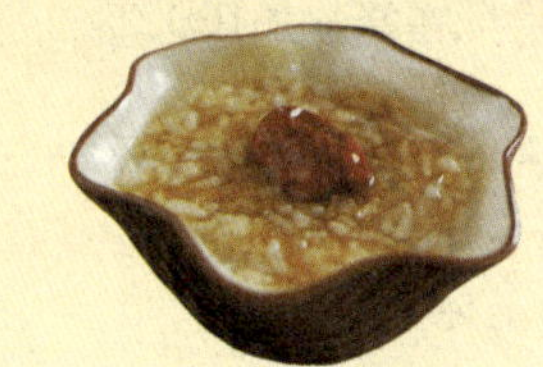

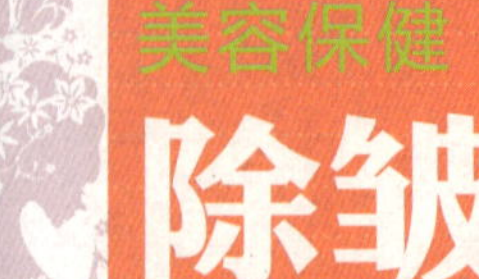

美容保健 让岁月了然无痕

除皱

蜂蜜 FengMi

养颜、抗皱的“武器”

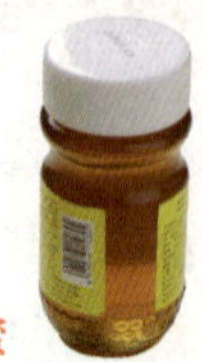

▶蜂蜜

蜂蜜又称石蜜、石饴、岩蜜，是一种天然食品，味道甜蜜，能调和百药，老少咸宜。对于女性来说，可以紧实肌肤，消除细纹，改善肤质。

本草物语 Special

[性味归经] 性平，味甘；归肺、脾、大肠经。

[用法] 内服：每日温水冲调，15～30克；或入丸剂、膏剂。外用：涂敷。养脾气、除心烦、益气补中、明耳目、清热、润燥、止痛、解毒、润肠通便、延年益寿。主治食不下咽、胃脘疼痛、口舌生疮，外用可治汤火烫伤。

[搭配要领] 宜与甘草搭配，不可与生葱、莴笋、豆腐、韭菜同食，服蜂蜜后不可马上食用腌制的鱼。

养颜验方

●蜂蜜酒

原料 蜂蜜500克，红曲50克。

做法 1.将蜂蜜加1000毫升水，加入红曲拌匀，装入净瓶中，用牛皮纸封口。

2.发酵45天后滤渣即可。

* 常饮此酒可以促进细胞组织再生，起到滋润肌肤、消除细纹的作用。

轻松养颜DIY

●蜂蜜苦瓜

原料 蜂蜜1勺，苦瓜1根，冰块、凉开水各适量。

做法 1.将苦瓜洗净，削薄片，放入凉开水中，加冰块，放冰箱冷藏1小时。

2.蜂蜜和等量凉开水调和后拌匀，苦瓜片取出后直接蘸食蜂蜜。

* 此方可养阴润燥、润肺补虚、调和脾胃，脏腑气血调理好，细纹也会减少。

●山药蜂蜜面膜

原料 山药1/2根，蜂蜜2勺。

做法 1.山药洗净，去皮，切块，捣成泥。

2.蜂蜜放山药泥中，拌匀即可。

* 此面膜可以很好地对抗女性脸部肌肤的细小皱纹，常敷可使皮肤光洁、细嫩。

●红糖蜂蜜保湿面膜

原料 红糖、蜂蜜各1小勺，纯净水少许。

做法 1.将蜂蜜及红糖放入干净的容器中。

2.将纯净水加入容器，搅拌至黏稠状即可。

* 用此面膜可以给肌肤补充水分，肌肤水嫩，皱纹自然扫光光。肌肤偏中干性的女性，也可在护肤品中加适量蜂蜜，能让皮肤变得光洁、细嫩，消除细纹。

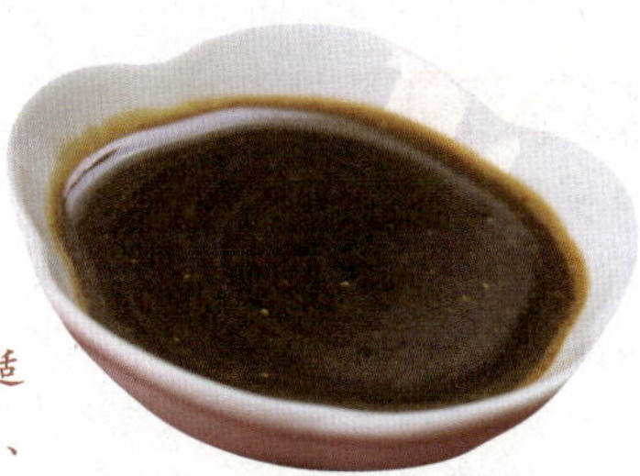

▲红糖蜂蜜保湿面膜

枸杞子 GouQiZi

防皱明目，延年益寿

枸杞子又名苟起子、枸杞红实，具有延缓衰老、抗脂肪肝、调节血脂和血糖、促进造血功能等作用。常食能防止皱纹产生。

本草物语 Special

[性味归经] 性平，味甘；入肝、肾经。

[用法] 内服，煎汤，5～12克；也可入丸、散、膏、酒剂。脾虚湿盛、实热邪盛、痰湿中阻者均不宜服用，适合虚劳精亏、内热消渴、血虚萎黄、目昏不明等病症。

[搭配要领] 宜与菊花、熟地黄、北沙参、女贞子、菟丝子、何首乌等配伍或共用。不宜和性温热的补品配伍同用。

养颜验方

●五子衍宗丸

原料 枸杞子、菟丝子各240克，北五味子80克，覆盆子120克，车前子60克。

做法 将上述各药焙干或晒干，研为细末，炼蜜为丸，如梧桐子般大即可。

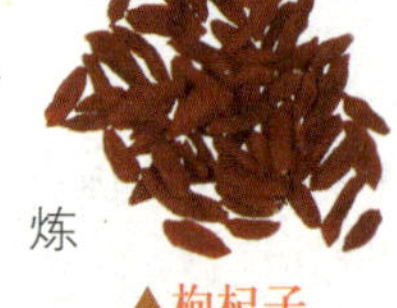

▲枸杞子

* 此方有抗衰老、降血糖、抗氧自由基、增强免疫等多种功能。

轻松养颜DIY

●枸杞子白肤乳

原料 枸杞子50克，牛奶200毫升。

做法 1. 将枸杞子浸泡在水中30分钟，捞出晾干后再将其研烂取汁，后将枸杞子汁与牛奶放在玻璃器皿中均匀搅拌。

2. 清洁脸部后，将乳液涂抹在脸上，拍打数分钟即可。

* 常用此方可以加快新陈代谢、促进肌肤排毒，去斑增白效果显著。

白及 BaiJi

除皱去垢，润泽肌肤

白及又名连及草、甘根、白给，气味和平，有补肺、止血、消肿、生肌、敛疮等功效，能滋养肌肤，除皱去垢。

本草物语 Special

[性味归经] 性寒，味苦、甘、涩，无毒；归肺、胃、肝经。

[用法] 内服：5～12克煎汤；每次1.5～3克研末；或入丸、散。外用：研末适量然后撒或调涂。皮肤皴裂、肺结核咯血、溃疡病出血者适用，外感咯血、肺痈初起及肺胃有实热者忌服。

[搭配要领] 可与三七、金银、皂刺、乳香、紫石英等配伍使用，不可与乌头类药材配伍。

养颜验方

●莹肌如玉散

原料 白及、绿豆、楮实子、白丁香、砂仁、升麻各15克，甘松21克，三赖子9克，皂角1500克，糯米500克。

做法 上述各物研成粉末洗面即可。

*此方可以使颜面肌肤变得柔润光洁，还可祛风除湿，改善肤质粗黑、去黑斑的效果显著。

轻松养颜DIY

●白及燕窝羹

原料 白及15克，燕窝20克，冰糖20克。

做法 1.将白及洗净入炖杯，加200毫升的水，小火炖30分钟后，去渣取汁；燕窝发透后去燕毛；冰糖打碎备用。

2.用大火将白及烧沸，倒入燕窝再转小火炖煮40分钟，加冰糖使之溶化即可。每日1杯，一次服完。

*此羹可以促进肌肤血液循环，改善肌肤粗糙、小细纹的问题。

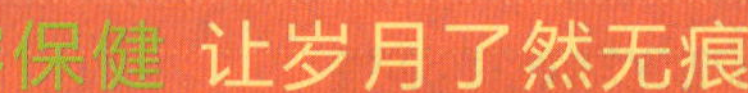

美白

芦荟 LuHui

天然的美白佳品

芦荟在食品、药品、美容品等方面都有很多作用，所含的多糖和维生素对人体皮肤有良好的营养、滋润、除皱、增白等作用。

本草物语 Special

[性味归经] 性寒，味苦；归肝、心、脾经。

[用法] 具有泻下、清肝、杀虫功效。其叶适合头晕、头痛、耳鸣、烦躁、烧烫伤、湿癣者等；其花可治咯血，吐血，尿血。但脾胃虚弱、食少便溏及孕妇忌用。

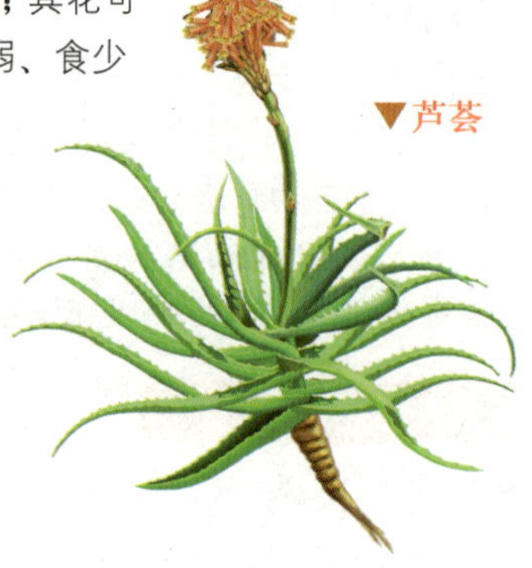

▼芦荟

[搭配要领] 宜与乌鸡配伍，有调理气血、排毒养颜的功效，但是对青霉素过敏者最好不要食用。

养颜验方

●芦荟清癣膏

原料 芦荟50克，炙甘草25克。

做法 将芦荟、炙甘草共研为末，然后以温浆水洗癣，擦干后敷上药末即可。

* 此方不仅对人体湿癣有奇效，而且对皮肤的美白也有十分不错的效果。

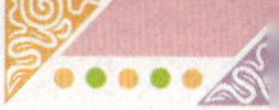

轻松养颜DIY

●凉拌芦荟

原料 新鲜食用芦荟叶300克，海蜇皮20克，小黄瓜200克，香油、醋、酱油、盐适量。

做法 1. 将芦荟叶去皮，用沸水焯烫，切成大小均匀的圆形。

2. 再用水将海蜇皮的盐分去除；黄瓜切成丝。

3. 最后将上述材料摆放盘中，淋上调有香油的醋及酱油即可。

*夏天要重视防晒，在做足美白功夫的同时，不要忘了做一道清爽可口又能起到美白效用的凉拌菜。

●芦荟防晒面膜

原料 芦荟100克，凡士林适量。

做法 1. 将鲜芦荟捣细或者是将干品磨成粉，加入凡士林中拌均匀后，轻涂面部并按摩片刻。

2. 每10分钟更换1次，连续6次。

*芦荟防晒面膜具有防晒增白、清热去痘的功能，适合经常在日光下照射或脸部有痤疮者。

●芦荟黄瓜面膜

原料 鲜芦荟叶1片，小黄瓜1根，鸡蛋1个，面粉2勺。

做法 1. 鲜芦荟叶洗干净，去掉表皮的刺，刮去皮，用榨汁机榨汁备用。

2. 黄瓜洗净，切小块，榨汁备用。

3. 鸡蛋打散搅匀，同芦荟汁、黄瓜汁、面粉混合，拌匀即可。

*芦荟所含的营养素净化功效显著，并能去除老死细胞及黑色素，常用其做面膜，皮肤白嫩又自然。

杏仁 XingRen

女性养颜上品

杏仁营养价值丰富，所含的维生素E等抗氧化物质能美白肌肤，预防肌肤早衰。中国古代很早就将杏仁视为医疗、美容和食用的佳品；古罗马人也将蜜糖杏仁作为礼物馈赠显贵人物。

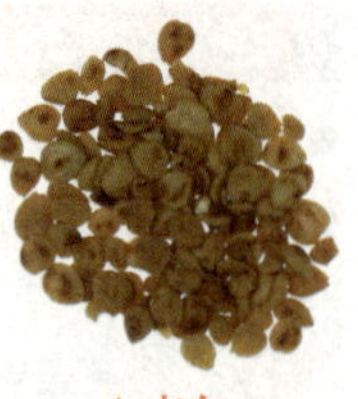

▲杏仁

本草物语 Special

[性味归经] 性温，味苦，有小毒；归肺、大肠经。

[用法] 具有降气化痰、止咳平喘、润肠通便等功能。主治外感咳嗽，肠燥便秘。但是婴幼儿和阴虚咳嗽及泻痢便溏者慎用。

[搭配要领] 宜与大米、粟米、山药、黑芝麻搭配，不可与板栗、猪肉、小米同食。

养颜验方

●杏仁丸

原料 杏仁、羌活、附子（炮裂，去皮脐）、白术、诃梨勒皮各75克，雷丸、贯众、木香、鸡头实（去壳）、桂心、栀子仁、石斛（去根）、羚羊角屑、安息香各50克。

做法 将上述药物研为细末，炼蜜为丸，如梧桐子大即可。每次20丸，食前以温酒送下。

* 杏仁丸除了可以治疗面部肿痛、生疮外，还对皮肤病，如皮肤瘙痒症、黝黑等有较好的疗效。

●杏仁美容膏

原料 杏仁、云母粉各100克，滑石粉200克，香白芷50克，蜂蜜适量。

做法 将杏仁、香白芷焙干研细粉，再与滑石粉、云母粉混合拌匀，然后加适量蜂蜜调成软膏。每日涂敷面部少许。

* 此方能润泽肌肤，可治疗面容干燥无光泽或面部有黑点。

轻松养颜DIY

●杏仁美白粥

原料 杏仁5～10个，大米50克。

做法 1. 杏仁洗净。

2. 将淘净的大米煮为稀粥，后将杏仁研碎，放入锅内，调和煮成粥，即可服用。

3. 或者将杏仁用10克水煎后取汁，再加大米煮为稀粥服食。

* 此粥对于肤色黯黄有显著疗效，且止咳平喘、润肠通便疗效显著。

●杏仁烧肉

原料 五花肉300克，杏仁15克，陈皮10克，冰糖、料酒各15克，植物油、盐、酱油各适量。

做法 1. 杏仁用开水泡透，去皮；五花肉切半寸见方块。

2. 炒勺内加少许植物油后再下入冰糖，炒到锅内微冒青烟、冰糖呈深红色时再放肉块翻炒上色，最后放酱油、料酒和杏仁、陈皮，再加开水一起烧沸，接着改小火炖30分钟后加入盐，再炖30分钟左右即可。

* 杏仁烧肉有行气和胃、调理气机、止咳化痰之效，对咳喘有辅助治疗的作用。

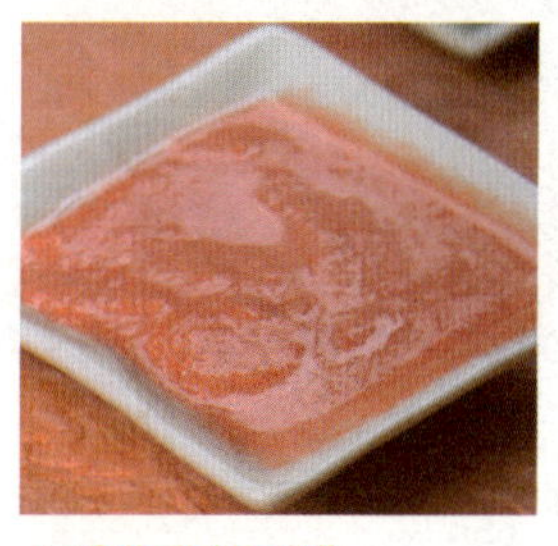

▲番茄杏仁面膜

●番茄杏仁面膜

原料 番茄1个，杏仁粉3勺。

做法 1. 番茄洗净，去蒂、皮，用搅拌机打成浆状。

2. 在番茄中加入杏仁粉，搅拌均匀。

* 杏仁有美白润肤的功效，搭配同样可以美白肌肤的番茄，效果更佳。

红花 HongHua

菊科美白之最

红花又叫草红、刺红花、杜红花、金红花，具有活血、行血、调血、和血的功效。身体血液流通顺畅，自然会面如桃花、娇嫩可人。

本草物语 Special

[性味归经]　性温，味辛；归心、肝经。

[用法]　内服，煎汤，3 ~ 10 克。活血通经、散瘀止痛，用于闭经、痛经、恶露、跌扑损伤、疮疡肿痛。但孕妇慎用。

[搭配要领]　宜与菊花、熟地黄、北沙参、女贞子、菟丝子、何首乌、麦冬、黄精等配伍或共用，均可起到很好的效果。不宜和性温热的补品配伍同用，如桂圆、红参、大枣等。

养颜验方

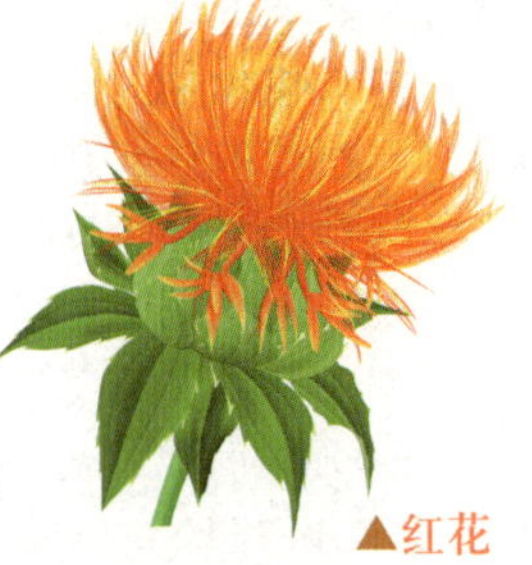

▲红花

● 去斑汤

原料 丹参20克，红花、川芎、荆芥、生甘草各10克，鸡血藤、浮萍各30克，连翘15克。

做法 将上述药物一起用水煎熬。饮服，每日一剂。

* 此汤可活血、祛风、消斑。适用于风邪入络、面部血滞者以及面色、舌质较晦暗者。

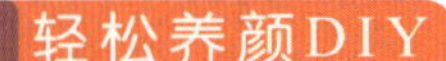

轻松养颜DIY

● 红花桃仁粥

原料 红花10克，桃仁115克，大米100克，红糖适量。

做法 1. 先将桃仁捣烂如泥，与红花一并煎煮，去渣取汁。

2. 同大米煮为稀粥，加红糖调味即可。

* 红花桃仁粥具有活血通经，祛瘀止痛的功效。

●红花鳗鱼

原料 红花3克，河鳗500克，小葱5克，姜片10克，料酒、盐、味精、胡椒粉各适量。

做法 1.将河鳗斩头去尾，内脏用方形竹筷绞住拉出，洗净后切成3毫米厚的“金钱片”；将小葱洗净，打结。

2.将1000毫升清水入锅，烧至沸腾时加入葱结、姜片、鳗鱼片与料酒，再次沸后将浮沫撇去；待汤煮至乳白色时，加入红花，半分钟后汤呈乳黄色时，将葱结、姜片拣出，再加入盐和味精后盛入盆，最后撒上胡椒粉即可。

*此汤是补虚养身、补血的良好食谱。

●红花养颜茶

原料 红花15克，白杨树皮5克，绿茶3克，红糖30克。

做法 1.红花、白杨树皮洗净后与绿茶、红糖放入茶杯中，用开水冲泡。

2.盖上盖子，浸泡10分钟左右饮用即可。

*此茶具有去斑悦颜、活血化瘀的功效。适于皮肤粗糙、肤色黯黄者饮用。

●红花艾叶足浴

原料 红花5克，艾叶15克。

做法 将红花和艾叶洗净后，加水煮15分钟，再把煮好的草药去渣取汁，泡脚即可。

*红花艾叶足浴能够加速血液循环、暖化身体，缓解手足冰冷的问题，对失眠有不错的疗效。

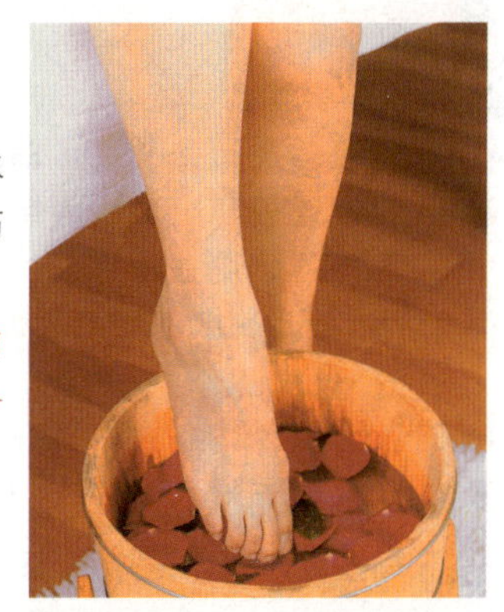

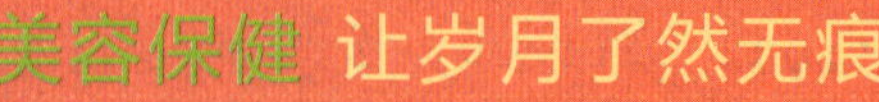

美容保健 让岁月了然无痕

去斑

白芷 BaiZhi

美白消炎，去斑养颜

白芷又名香白芷、祈白芷，是古代美容方中常用药物之一。《本草纲目》记载，其能“长肌肤，润泽颜色，可作面脂”。

本草物语 Special

［性味归经］ 性温，味辛；入肺、胃经。

［用法］ 口服，入煎剂 6～10 克，大剂量可用至 30 克。阴虚火旺、肝阳上亢以及肝肾阴虚者禁用。对头痛、齿痛、鼻渊、寒湿腹痛、赤白带下、皮肤燥痒以及疥癣等症有治疗作用。

［搭配要领］ 可与葛根、黄芩、川芎、石膏等配伍使用。不宜与恶旋覆花、炙雄黄、硫黄搭配。

▲白芷

养颜验方

●玉肌散

原料 白芷、滑石各30克，白附子15克，绿豆粉240克。

做法 将上述各药一起研为细末。在每晚临睡前洗面，以末敷之，晨起洗去。

* 本方能起到润肤泽颜的美容效果。

轻松养颜DIY

●黄瓜白芷面膜

原料 白芷粉5克，橄榄油、蜂蜜各适量，鸡蛋1个，黄瓜1段。

做法 1.黄瓜洗净，切小段，放入搅拌机中搅打成泥状；鸡蛋磕开取蛋黄。

2.将蛋黄、蜂蜜、白芷粉、橄榄油与黄瓜泥一同搅拌均匀即可。

* 常敷此面膜可以改善面部色素异常的问题，还能使皮肤变得柔嫩细滑。

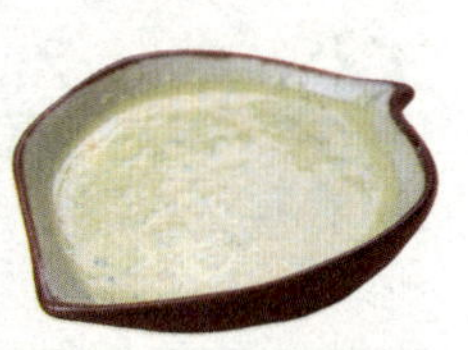

▲黄瓜白芷面膜

樱桃 YingTao

美容果，去色斑

樱桃自古就被叫作“美容果”，全枝皆良药，具有补中益气、养颜护肤、健脾和胃、祛风除湿的功效。

本草物语 Special

[性味归经] 味甘，性温；归脾、肝经。

[用法] 适合消化不良、体质虚弱、面色无华、病后体虚、风湿腰腿痛者食用，但每次食用不可超过 30 克。

[搭配要领] 樱桃宜与白酒、芒果搭配。

养颜验方

●时珍玉容散

原料 樱桃、猪牙皂角、紫背浮萍、青梅各15克，鹰屎白10克。

做法 将上述药物研为细末，早、晚手心注水调搽。

* 此方主治面上雀斑，还可令皮肤变得光滑润泽。

轻松养颜DIY

●樱桃桂圆羹

原料 鲜樱桃30克，桂圆肉、枸杞子各10克。

做法 1.鲜樱桃洗净；桂圆肉、枸杞子放入清水中煮熟。

2.放入鲜樱桃煮沸，加白糖调味即可。

* 常食能使面部皮肤红润嫩白，消斑效果显著。

珍珠 ZhenZhu

爽肤润肤，悦泽颜面

珍珠又名蚌珠，“涂面，令人润泽好颜色；涂手足，去皮肤逆胪；坠痰，除面斑。”

本草物语 Special

[性味归经] 性寒，味甘、咸；归心、肝经。

[用法] 珍珠具有滋阴养目、安神定惊、去斑美白、延缓衰老的作用。使用时珍珠粉需研细，否则伤人。

[搭配要领] 可与知母、左缠根配伍。

养颜验方

●连子胡同方

原料 珍珠粉15克，白果20枚，红枣15颗，猪胰1具，白芷、菊花各9克，蜂蜜、酒酿若干。

做法 1.将珍珠粉研为细末。

2.再将上述各药捣烂和匀，然后用蜂蜜拌酒酿加热炖化后，与前药末和匀，蒸熟备用。

3.每晚搽面，晨起洗去即可。

* 此方可润泽肌肤，去除雀斑。

轻松养颜DIY

●珍珠芦荟面膜

原料 鲜芦荟、面粉各适量，珍珠粉1.5克。

做法 将芦荟捣碎，取汁2勺，再与2勺面粉和1.5克珍珠粉搅拌成糊状，然后均匀涂于脸上、颈部，待干燥时，再涂第二层，20分钟后用清水洗净即可。

* 防止皮肤松弛，延缓皮肤衰老。

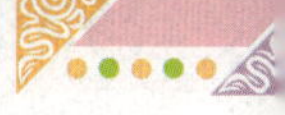

桃花 TaoHua

悦面除黑，两笑春风

桃花含有山柰酚、豆精、三叶豆苷和维生素A、B族维生素、维生素C等营养物质，能扩张血管、疏通脉络，促进皮肤营养的供给，久用可以有效预防黄褐斑、雀斑等斑点问题。

本草物语 Special

[性味归经] 性平，味苦；归心、肝、大肠经。

[用法] 内服：煎汤，3～6克；或研末，1.5克。外用：适量，捣敷；或研末调敷。适合感受风邪，头痛，风痹，风冷头痛，湿疹等症者，孕妇忌服。

[搭配要领] 可与丹参、沙参、子参、红参、党参配伍。

▶桃花白芷酒

养颜验方

●桃花丸

原料 桃花200克，桂心、乌喙、甘草各30克。

做法 将上述各材料研为细末，炼蜜为丸，每次服10丸，每日2次。

* 可治疗脸色黯黑，令皮肤洁白光润，去斑效果明显。

轻松养颜DIY

●桃花白芷酒

原料 白芷30克，白酒1000毫升，桃花250克。

做法 将桃花、白芷与白酒同放入一个容器中，密封浸泡，一个月后即得。饮服，每次15～30克，每天早晚各1次。或取少许酒于掌中，两掌对搓，热后来回擦脸部患处。

* 用于面部皮肤晦暗、黄褐斑及黑斑，有润肤去斑、活血通络的功效。

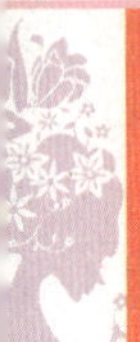

美容保健 让岁月了然无痕

红润肤色、去痘

金银花 JinYinHua

清热解毒，去痘止痒

金银花又名银花、金花、忍冬花、金藤花，《本草纲目》中记载“金银花，善于化毒，故治痈疽、肿毒、疮癣”。有抑菌、抗病毒、抗炎、解热、去痘、调节免疫等功效。

本草物语 Special

[性味归经] 性寒，味甘；归肺、心、胃经。

[用法] 煎服，用量在 6 ~ 15 克；也可入丸、散。脾胃虚寒、气虚体弱者忌用；痈肿疔疮、喉痹、丹毒、热血毒痢、风热感冒、温病发热者宜用。

[搭配要领] 可与蒲公英、紫花地丁、野菊花、穿山甲、皂角刺、白芷、菊花、桑叶、车前草、柴胡、生地黄、蝉蜕、大黄配伍。

▲金银花

养颜验方

●金银花汤

原料 金银花62克，菊花50克，黄连8克，土茯苓31克，玉米仁20克，防风15克，蝉蜕10克，甘草9克。

做法 将上述药物一起加水煎服。

* *此方有治疗急性湿疹以及去痘之功效。*

●金银膏

原料 金银花、当归、玄参各200克，甘草100克，红糖1000克。

做法 1.将药物洗净，加水浸泡2小时。

2.然后加热煎煮，先后三次滤汁，合并煎汁浓缩后，加入红糖熬炼成膏，离火冷却，装瓶即可。每次3～5勺，一日3次。

* 消炎解毒，适用于脉管炎、属热证者食用。

轻松养颜DIY

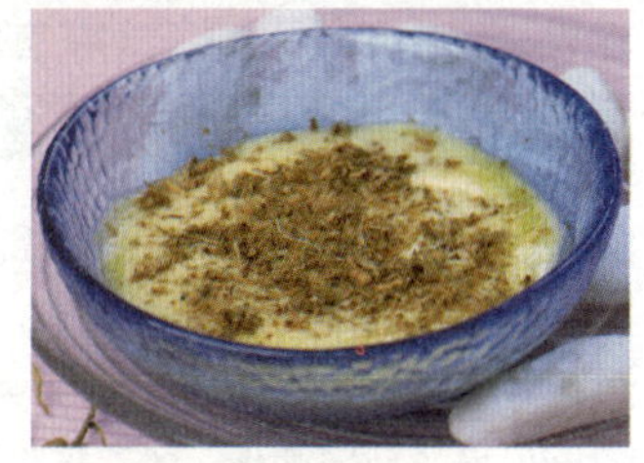

▲菠萝金银花祛痘面膜

金银花茶

原料 金银花30克，板蓝根20克。

做法 将金银花和板蓝根洗净除杂，加适量水，煎煮30分钟，以汤代茶，频饮。

* 此茶有消炎、止痛的功效，适用于腮腺炎并发热证以及上火者。

金银粥

原料 鲜金银花50克，甘草20克，大米100克。

做法 将金银花、甘草洗净后去杂质，加适量水煮1小时，取汁，以汁水煮大米为粥，食用即可。

* 此粥有消炎、败毒的功效，可以治疗疔疮热毒等症。

菠萝金银花祛痘面膜

原料 菠萝50克，通心粉、金银花各1勺。

做法 1.将菠萝去皮，洗净，切小块，然后榨成汁，倒入面膜碗中，备用。

2.再将通心粉、金银花研成粉末。

3.把粉末和菠萝汁混合，搅拌均匀后涂于面部。每周使用2～3次。

* 此面膜有清热解毒的功效，可以预防和抑制痘痘和暗疮生长。

薄荷 BoHe

透疹止痒，消炎镇痛

薄荷含有的挥发油，主要成分为薄荷醇、薄荷酮、葡萄糖苷及多种游离氨基酸，可以起到疏散风热、清利咽喉、透疹止痒、消炎镇痛的作用，是对抗脸上小痘痘的法宝。

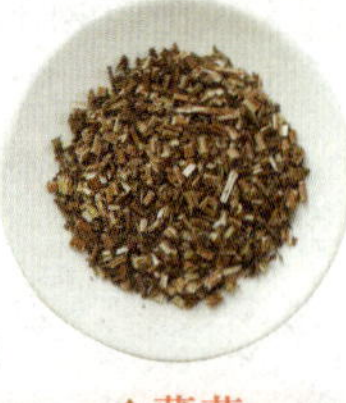

▲薄荷

本草物语 Special

[性味归经] 性凉，味辛；归肺、肝经。

[用法] 内服：以水煎服，3～6克，最好后下；或入丸、散。外用：取适量煎水洗或捣汁后涂敷患处。适合头痛目赤、咽喉肿痛、口疮口臭、牙龈肿痛、风热瘙痒等症者，而血虚眩晕、阴须发热者均应慎服；表虚自汗者应禁服。哺乳期的妇女及孕妇忌过量食用。

[搭配要领] 可与金银花、连翘、菊花、白芷、石膏、蝉蜕、柴胡、当归、牛蒡子等配伍使用。

养颜验方

●薄荷牛蒡饮

原料 薄荷叶、京玄参、西赤芍、板蓝根、大青叶各12克，牛蒡子、焦马勃、连翘壳、炒僵蚕各9克，玉桔梗6克。

做法 将上述药物洗净后水煎，即可饮服。

* 此汤可以改善荨麻疹等皮肤病。

轻松养颜DIY

●凉拌鲜薄荷

原料 鲜薄荷50克，酱油、醋、香油各适量。

做法 将薄荷洗净，拆成小段，放入酱油、醋、香油搅拌2分钟即可。

* 此菜清凉爽口，具有疏风清热的功效。

薄荷酒

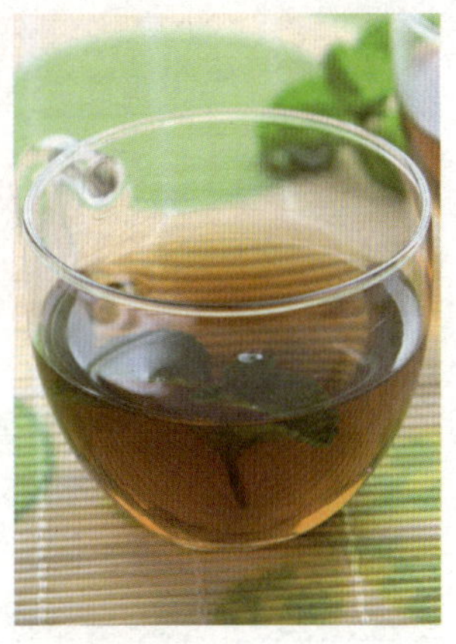

▲薄荷提神茶

原料 薄荷50克，白酒750克，白砂糖5克。

做法 1. 将薄荷叶洗净沥水，放进纱布中，再放入容器。

2. 加入少许白砂糖和白酒，密封一个月，捞出薄荷叶，饮用即可。

* 此酒具有健脾和胃的效果，适用于消化不良、食欲不振、疲劳倦乏等症。

薄荷提神茶

原料 新鲜薄荷适量，柠檬1/2个，蜂蜜20毫升，生姜6片。

做法 1. 将新鲜薄荷洗净后除去水分，切成细丝状。

2. 薄荷与生姜片、柠檬片、蜂蜜一起放入沙锅中，加入适量水，大火煮沸后继续小火煮5分钟左右，将汤汁倒入杯中即可。

* 此茶可以缓解身心疲劳，消除抑郁低落情绪引起的小痘痘。

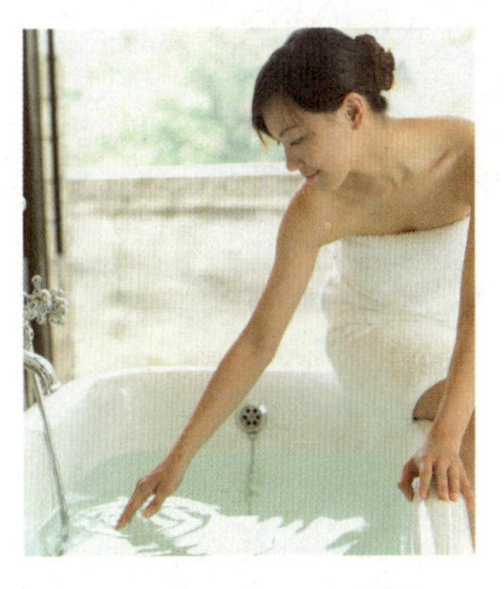

薄荷艾叶浴

原料 薄荷、艾叶各50克。

做法 1. 将薄荷和艾叶洗净，煎水。

2. 按照一定的比例，将薄荷艾叶水倒入澡盆中即可沐浴。

* 此浴可以预防各种皮肤疾病，并能起到嫩白肌肤的功效。

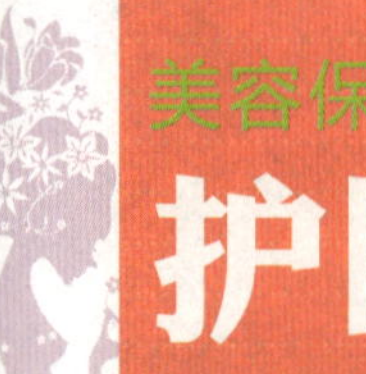

美容保健 让岁月了然无痕

护眼

菊花 JuHua

平肝明目、清热解毒

菊花，《本经》上品。又名女节、女华等，是菊科植物菊的干燥头状花序。菊花具有平肝明目、除烦去燥、散风清热的功能。

本草物语 Special

［性味归经］ 性微寒，味甘、苦；归肺、肝经。

［用法］ 内服：以水煎服，6～10克；或入丸、散。外用：取适量煎水洗或捣敷。气虚胃寒、头痛眩晕、目赤肿痛、风热感冒、眼目昏花等病症患者宜服。

［搭配要领］ 可与桑叶、薄荷、连翘、白蒺藜、蝉蜕等配伍使用。忌与鸡肉、猪肉、芹菜同食。

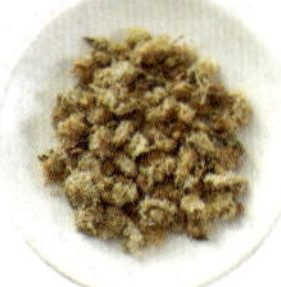

▲菊花

护眼验方

●菊睛丸

原料 甘菊花120克，枸杞子90克，肉苁蓉60克，巴戟天30克。

做法 将上述药物研为细末，炼蜜为丸即可。每次6克，温开水送下。

*有养肝明目之效，用于肝肾不足、眼目昏暗者。

轻松护眼DIY

●菊花酒

原料 菊花若干，糯米、酒曲各适量。

做法 将三者酿制成酒即可。

* 古称“长寿酒”，其味清凉甜美，有养肝、明目、健脑、延缓衰老等功效。

甘草 GanCao

明目解毒，众药之主

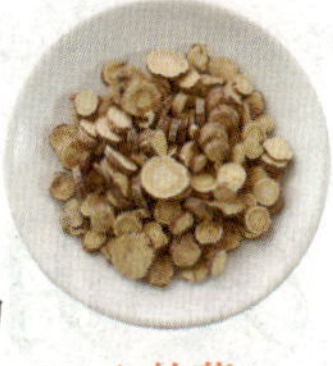
▲甘草

甘草，《本经》上品。又名美草、密甘等，为众药之主，经方中运用广泛，能调和百药，解各种药毒。各种药中甘草为君药，治七十二种矿物毒，解一千二百种草木毒。

本草物语 Special

［性味归经］ 性平，味甘，无毒；归心、肺、脾、胃经。

［用法］ 内服：煎汤，取 3 ~ 12 克，饮用。外用：适量，煎水洗、浸泡，或研末敷。宜与鸡蛋、小麦、大枣、大米等搭配食用，不可与猪肉同食。肾病、高血压、水肿患者慎用。

［搭配要领］ 宜与白术、苦参、干漆配伍。忌与甘遂、大戟、芫花、海藻配伍。

护眼验方

●茯神甘草酒

原料 炙甘草、青皮各20克，生姜、当归、陈皮各30克，茯神90克，人参45克，炒枣仁120克，白酒500毫升。

做法 将以上药物粗加工成碎颗粒，然后用绢布袋包起来，放入干净容器中，倒入白酒，加盖密封浸泡；隔日摇动，14日后开封，取出药袋，过滤后贮瓶。空腹饮服，每日早晚各1次，每次15～30毫升即可。

* 本品可养血安神，理气明目。

轻松护眼DIY

●甘草山豆汤

原料 甘草、山豆根、板蓝根各5克。

做法 将三者一起水煎成汤，取汁饮服。

*板蓝根、山豆根、甘草都有清热解毒的功效，三者合用，可明目解毒，还可以缓解因感冒、发烧而引起的咽喉肿痛等。

决明子 JueMingZi

明目清肝，润肠通便

决明，《本经》上品。又名草决明、石决明等。其具有清热明目、润肠通便的功能。

本草物语 Special

[性味归经] 性微寒，味甘、苦、咸，无毒；归肝、肾、大肠经。

[用法] 内服：煎汤，取9～15克服用；或入丸、散；或泡茶饮。外用：适量，研末调敷。脾虚便溏者需要谨慎服用。治疗目赤涩痛、畏光多泪、头痛眩晕、目暗不明、大便秘结等症。

[搭配要领] 可与石决明、谷精草、夏枯草、泽泻等配伍使用，但不宜与大麻配伍。

▲决明子

护眼验方

●决明子散

原料 决明子、地肤子、细辛、白芷、桂心、车前子各90克，柏子仁、防风各60克（去芦头），川椒120克（去目及闭口者，微炒去汗）。

做法 将以上药物，捣细，用罗子过筛，留取细面。每次服6克，空腹及晚食前以温酒服下。

*用于治疗视物昏暗、迎风泪出等眼部不适。

轻松护眼DIY

●决明子绿茶

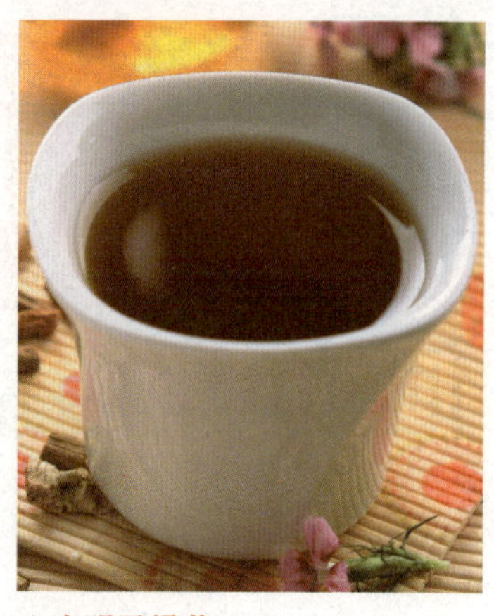
▲决明子绿茶

原料 决明子、绿茶各适量。

做法 1.将决明子用小火炒至香气溢出时取出，凉凉。

2.再将炒好的决明子、绿茶同放杯中，冲入沸水，浸泡3～5分钟后即可饮服。

3.随饮随续水，直到味淡为止。

* 此茶具有明目益睛、清热平肝、降脂降压、润肠通便之功效。

●决明子粥

原料 决明子10～15克，大米60克，白菊花10克。

做法 先将决明子放锅内，炒至微有香气时取出，待冷后煎汁，或与白菊花同煎取汁，去渣，放入大米煮粥。

* 此粥清肝，明目，通便。对目赤肿痛、怕光多泪、头痛头晕、高血压病、高脂血症、肝炎、习惯性大便秘结等有不错的疗效。

●决明子海带汤

原料 海带35克，决明子10克。

做法 1.海带洗净，浸泡一会儿，切丝或块；决明子洗净，浸泡一会儿。

2.将海带和决明子一同放进锅内，加两碗水，用小火煎至1碗水量，去渣即可。

* 此汤具有明目、清肝、化痰之功效。

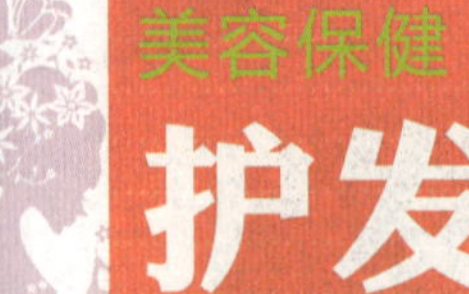

美容保健 让岁月了然无痕

护发

何首乌 HeShouWu

护发养发，延年益寿

何首乌为蓼科多年生缠绕草本植物何首乌的块根。《开宝本草》云："益气血，黑髭鬓，悦颜色，久服长筋骨，益精髓，延年不老。"久服何首乌对神经衰弱、白发、脱发、贫血等病症有治疗作用，可延缓衰老、强身健体、保健心脏。

本草物语 Special

[性味归经] 性微温，味甘、苦、涩，无毒；入肝、肾经。

[用法] 水煎服，10～30克。外感风寒及脾虚泄泻者忌服何首乌。四肢酸软、眼目昏花、须发早白、遗精、大便秘结等症患者宜用。

[搭配要领] 可与当归、枸杞子、菟丝子、火麻仁、黑芝麻、人参等配伍使用。

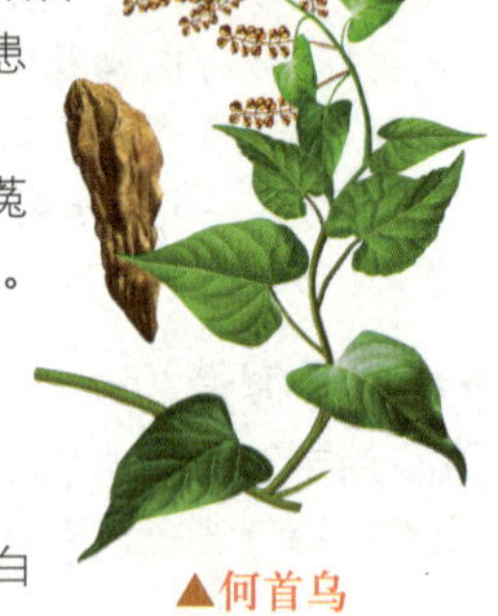

▲何首乌

护发验方

●何首乌酒

原料 何首乌、白何首乌、赤茯苓、白茯苓各10克左右。

做法 1. 将上述药物捣碎，以绢袋盛之，浸于5000毫升老酒内。

2. 封固后，蒸1炷香。过100日饮之。

* 此方尤可乌须发，长精神，益气血。

轻松护发DIY

●首乌黄豆烩猪肝

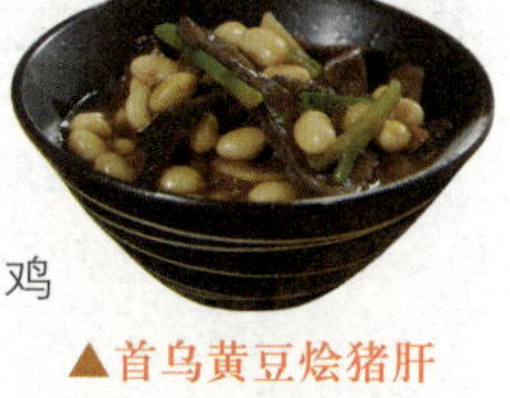

▲首乌黄豆烩猪肝

原料 鲜猪肝250克，泡黄豆50克，何首乌15克，葱、姜、盐、白糖、鸡精、植物油各适量。

做法 1. 何首乌放入沙锅中，加水煮沸20分钟，取药汁备用。

2. 鲜猪肝洗净，切薄片；姜洗净，切片；葱洗净，切段。

3. 炒锅置火上，放入少量植物油烧热，下黄豆煸炒至出香味，倒入何首乌汁，煮沸后下猪肝片、姜片、葱段，大火烧沸后转用小火焖煮至豆酥，加盐、鸡精、白糖调味，起锅食用即可。

*此方有乌须发、强筋骨、补肝肾等功效，适合脱发、毛发干燥者食用。

●首乌煲鸡蛋

原料 何首乌100克，鸡蛋2个，葱段、姜片、盐、料酒、味精各适量。

做法 1. 将何首乌洗净，切块。

2. 连同鸡蛋一起放入沙锅内，加适量水，下入葱段、姜片、盐、料酒、味精调味。

3. 沙锅烧沸，小火熬至鸡蛋熟时，取出鸡蛋，剥皮后再放入沙锅内煮片刻。喝汤，吃鸡蛋。每日1次。

*用于血虚体弱、须发早白、头晕眼花、遗精、脱发以及血虚便秘等症。

●何首乌茶

原料 何首乌6克。

做法 将何首乌洗净，切薄片，放入茶杯，再用沸水冲泡15分钟左右即可。

*适用于阴虚血枯、筋骨不健以及须发早白、失眠等症。

黑芝麻 HeiZhiMa

补肝益血，治黑发

本品为芝麻科（胡麻科）芝麻的干燥成熟种子。自张骞出使西域带回芝麻后，由于其神奇的药效，一度被誉为仙方、仙药。其对头发具有一定的养护作用，同时还具有补肝肾、益精血、润肠燥的功效。

本草物语 Special

［性味归经］ 性平，味甘；入肝、肾、大肠三经。

［用法］ 煎汤内服，9～15克，或入丸、散。煎水洗浴或捣敷外用，酌量取用。腹泻、大便稀溏者、孕妇不宜服用；耳鸣耳聋、头晕眼花、病后脱发、须发早白、肠燥便秘等症患者宜用。

［搭配要领］ 宜与桑葚配伍，在服用黑芝麻期间，不宜食用鸡肉。

▶黑芝麻

护发验方

●芝麻首乌杞子丸

原料 黑芝麻、何首乌、枸杞子各等份。

做法 将黑芝麻、何首乌、枸杞子共研为末，炼蜜为丸，以每丸10克重为宜。每天服2～3次，每次1～2丸，开水送下，空腹服。

* 用于治疗肝肾不足所致的头发早白、头发脱落。

●黑芝麻桑葚糊

原料 黑芝麻、桑葚各60克，大米30克，白糖10克。

做法 1. 将大米、黑芝麻、桑葚分别洗净后一同放入石钵中捣烂。

2. 在沙锅中加3碗清水，煮沸后放入白糖，再将捣烂的米浆缓缓调入，煮成糊状即可。

* 补肝肾、润五脏、清虚火、祛风湿，对病后虚羸、虚风眩晕、须发早白等症有效。

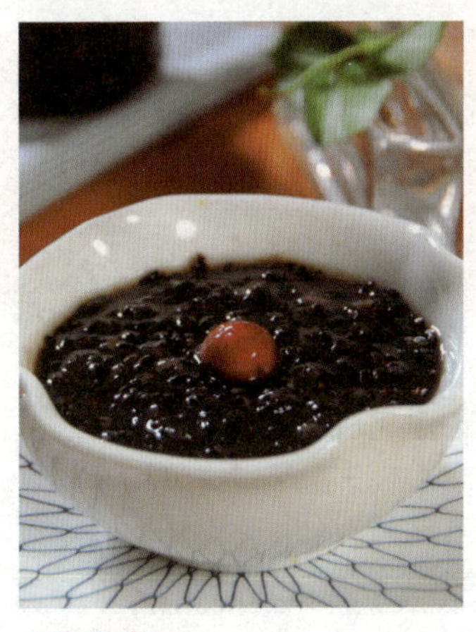

▲双黑粥

轻松护发DIY

●黑芝麻粥

原料 黑芝麻25克，大米50克。

做法 1.把黑芝麻炒熟，研末备用。

2.大米淘洗干净，与黑芝麻入锅，加适量清水同煮，大火煮沸后，转用小火煮至成粥。

* 补益肝肾，滋养五脏。对早衰、脱发等有预防之功效。

●双黑粥

原料 黑芝麻100克，黑米200克，红糖适量。

做法 1.黑芝麻淘洗干净，晾干，用火炒熟后研碎成粉；黑米淘洗净后，用清水浸泡40分钟左右。

2.沙锅置火上，加入适量清水，放入泡好的黑米，大火烧沸后，转小火熬煮成粥，关火撒上黑芝麻粉，加入红糖搅拌均匀，盛入碗中。加樱桃点缀会让人更有食欲。

* 此粥具有生发护发之功效，可以改善脱发的症状。

●黑芝麻酒

原料 黑芝麻、黄酒、白糖各适量。

做法 1.黑芝麻微炒，研细末备用。

2.每次取黑芝麻、黄酒各3汤匙，调匀，放碗中隔水炖。

3.水沸后继续炖15分钟，取出调入白糖即可。每日2次，空腹饮服。

* 补肝益肾，滋润肠胃，尤其适用于荨麻疹患者，一般3天左右即可痊愈。

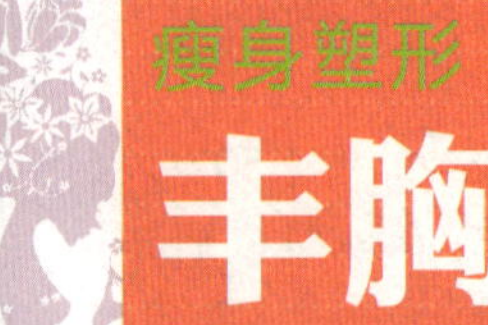

瘦身塑形 修炼自然美人

丰胸

木瓜 MuGua

滋补催乳的“百益果王”

木瓜素有“百益果王”之称，富含维生素A、凝乳酶，能消食健胃、滋补催乳，对消化不良者也具有食疗作用。

本草物语 Special

［性味归经］ 性温，味酸；归肝、脾经。

［用法］ 可生食、煮食。适宜缺奶产妇、食欲不振、肺热干咳、虚热烦闷等人群食用，但是阴虚引起的腰膝酸痛患者要忌食。

［搭配要领］ 宜与牛奶、蜂蜜、没药、吴茱萸、薏米等配伍。

塑形验方

●木瓜鲜鱼饮

原料 木瓜1个，鲜草鱼500克，干百合50克，胡萝卜1个，黄杏5克，党参3克，姜2片。

做法 将所有原料处理好，洗净，切块，放入清水锅中，用小火炖2个小时即可。

* 长期饮食可丰胸，使全身皮肤变得有光泽、紧实。

轻松塑形DIY

●木瓜鲜奶

原料 木瓜500克，新鲜牛奶250毫升，莲子肉50克，红枣4颗，冰糖适量。

做法 1. 木瓜去皮、核，切成粒状；莲子肉和红枣洗净，莲子去心，红枣去核。

2. 将木瓜粒、莲子肉、红枣放入炖盅，加入新鲜牛奶和冰糖，隔水炖熟。

* 常食可使皮肤光滑润泽，促进消化，缓解疲劳。

花生 HuaSheng

理气通乳的“长生果”

花生是有效的天然健胸滋养品，其所含的多元不饱和脂肪酸，可以促进胸部细胞丰满，增加成熟的卵细胞，刺激雌激素的分泌。

本草物语 Special

[性味归经] 味甘，性平；归脾、肺经。

[用法] 生品研末冲服或炒熟，也可煮熟食之，每天服80～100克。对病后体虚、术后恢复及孕产期女性有很好的滋补效果。

[搭配要领] 宜搭配甜杏仁、黄豆、莲子、牛奶、红枣、黄芪等。

塑形验方

●黄芪花生粥

原料 花生仁150克，红枣100克（去核），黄芪20克。

做法 将花生仁、红枣、黄芪一起放入清水锅中熬煮，待其成粥状即可。于经期后连食7天。

* 常饮此粥可以促进胸部发育，还能保证五脏的顺畅运行。

轻松塑形DIY

●花生仁炖莲子

原料 花生仁、莲子肉各40克，白糖适量。

做法 将花生仁和莲子肉放入锅内，加适量水煮沸，转用小火炖1小时，加入白糖小火炖30分钟即可。

* 花生中含有不饱和脂肪酸，可促进乳房发育，丰胸效果显著。

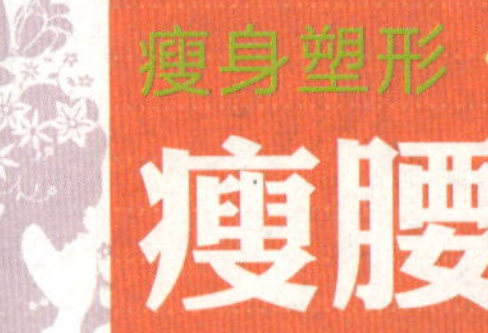

瘦身塑形 修炼自然美人

瘦腰

荷叶 HeYe

静心益色，驻颜轻身

荷叶为睡莲科植物莲的干燥叶，在预防暑邪及其引起的身体不适方面有良好的药用价值。对女性瘦腰也有不错的效果。

本草物语 Special

[性味归经] 性平，味苦；归心、肝、脾经。

[用法] 用量：干品3～9克，鲜品15～30克，荷叶炭3～6克。适合暑湿泄泻、脾虚泄泻、暑热烦渴等病症，但上焦邪盛者不可服用。

[搭配要领] 可与鲜藿香、鲜佩兰、西瓜翠衣、白术、扁豆配伍，但不宜与桐油、茯苓配伍。

塑形验方

●清暑荷叶饮

原料 荷叶15克，金银花10克，竹叶心6克。

做法 将上述食材一起用沸水浸泡，代茶饮用即可。

*此饮品有清热消暑的功效，常饮能消除体内多余脂肪，起到瘦身塑形的作用，而且还能清热除燥。

轻松塑形DIY

●荷香鸡肉米饭

原料 大米300克，鸡肉200克，鲜荷叶2张，盐、味精、啤酒、白糖、熟猪油、生抽、蚝油、甜面酱各适量。

做法 1. 将大米淘净，用水浸泡3小时，沥水备用。

2. 鸡肉切成小粒，放碗内，加盐、味精、啤酒、白糖、生抽、蚝油、甜面酱拌匀，腌渍30分钟，使其入味备用。

3. 把荷叶切成10小张，入沸水锅中烫软后，用凉水漂凉，沥干水，把控干水的大米加少量啤酒和熟猪油拌匀。

4. 将荷叶铺开，先放适量大米摊平，然后放鸡肉丁，再放一层大米，用荷叶包好后放入蒸笼内蒸约1小时，至米饭熟透即可。

* 此饭可以改善因不健康减肥引起的食欲不振、脾胃虚弱等不适反应。

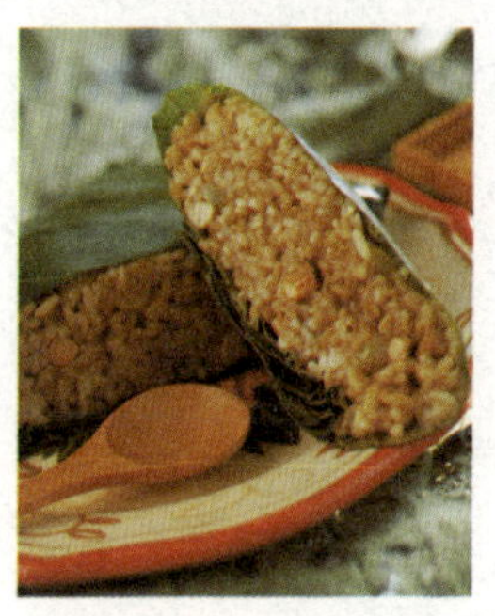

▲荷香鸡肉米饭

山楂 ShanZha

滋阴润燥，消肉减肥

山楂又名山里红、胭脂果，每年9～10月果实成熟后采收。为蔷薇科植物山楂的果实，是中国特有的果品，既是一味具有很高药用价值的传统中药，又是营养丰富的食品。望之生津，食之酸甜，深受人们喜爱。

本草物语 Special

[性味归经] 性微温，味酸、甘；归脾、胃、肝、肺经。

[用法] 内服：煎汤，3～10克；或入丸、散。外用：适量，煎水洗或捣敷。脾胃虚弱者，兼有积滞者忌食；空腹及羸弱人或虚病后忌食；食不消化、脘腹胀痛、泄泻痢疾、血瘀痛经、闭经、产后腹痛、恶露不尽者宜食。

[搭配要领] 可与莱菔子、神曲、青皮、枳实、木香、槟榔、枳壳、橘核、荔枝核等配伍使用。忌与人参同食。

塑形验方

●开胃山楂丸

原料 山楂、六曲、槟榔、山药、白扁豆、鸡内金、枳壳、麦芽、砂仁各50克。

做法 将上述药材炼蜜为丸，每颗以重9克为宜。温水送服，每次1丸，每日1～2次。

* 此方具有健脾胃，助消化，治疗便泻、肥胖的功效，主治因饮食积滞引起的脘腹胀满、疼痛，消化不良。

轻松塑形DIY

●荷叶山楂薏米减肥茶

原料 山楂干15颗，薏米20克，干荷叶10克，陈皮5克，冰糖适量。

做法 1. 将干荷叶、山楂干、薏米和陈皮清洗干净，陈皮泡软后刮去白瓤。

2. 然后一起放入锅中，加适量水，大火煮沸后转小火煲30分钟；放入冰糖，待溶化后即可。

* 调理脾胃，清肠排毒，降脂减肥，美白，改善肤质。适合胃肠负担过重或想减肥人士长期饮用。

●山楂黑米粥

原料 山楂30克，黑米100克。

做法 1. 选用新鲜山楂或干山楂用温水泡发备用。

2. 山楂置锅内，加水煮20分钟，去渣留汁。

3. 再将黑米洗净，放入山楂水中煮粥。

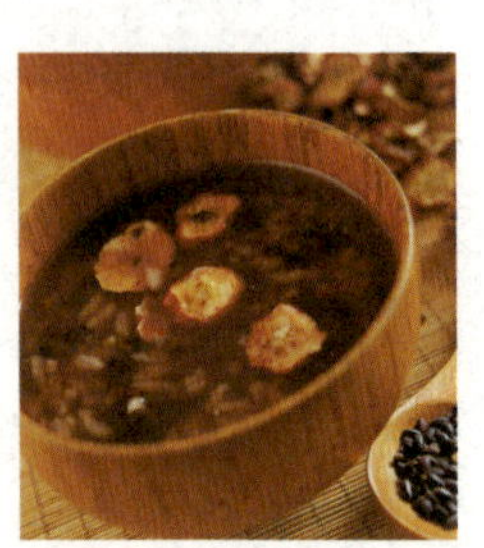

▲山楂黑米粥

* 此粥有健脾消积的功效，可以消除身体多余脂肪。

海带 HaiDai

清热散结，瘦身去脂

海带别名昆布、江白菜，是褐藻的一种，生长在海底的岩石上，形状像带子，含有大量的碘质，可用来提制碘、钾等。

本草物语 Special

[性味归经] 性寒，味咸；入肝、胃、肾三经。

[用法] 煎汤，煮熟，凉拌。每次15～50克。咳喘、水肿、高血压、冠心病、肥胖病患者宜用；脾胃虚寒、身体消瘦者不宜食用。

[搭配要领] 可与裙带菜、海藻、小茴香等配伍。

塑形验方

●海带丸

原料 海带、川贝母、青皮、陈皮各等份。

做法 将上述药物共同研为细末，炼蜜为丸，丸如蚕豆大即可。饭后食用，每次1丸。

*此方具有清热散结、去脂瘦身的功能。

轻松塑形DIY

●海带拌鸡丝

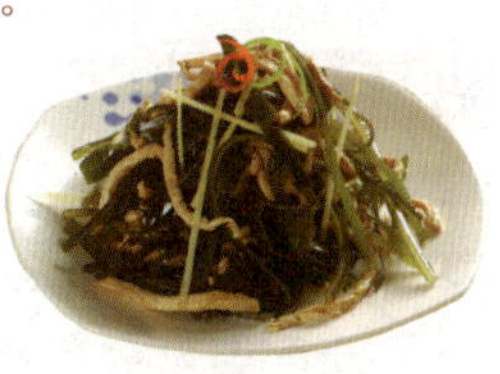

▲海带拌鸡丝

原料 海带200克，鸡脯肉100克，植物油、盐、香油、醋、酱油、姜、蒜各适量。

做法 1.海带洗净，切细丝，入沸水中煮熟，捞出沥干水分。

2.鸡脯肉洗净，切成丝，加盐、酱油拌匀，腌渍片刻；姜、蒜分别洗净，切成末。

3.锅内放少许植物油烧热，放入鸡丝滑散，至变色后盛出沥油备用。将海带丝、鸡丝放入大碗中，加适量盐、香油、醋、蒜末、姜末拌匀即可。

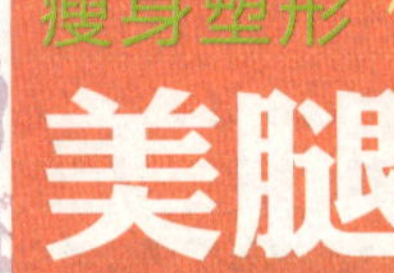

瘦身塑形 修炼自然美人

美腿

苦瓜 KuGua

解毒排毒，美容养颜，去水减肥

苦瓜又叫锦荔枝，其子、叶、瓜、花、根、藤均可入药，具有清热祛心火、解毒、明目之功效，又有美容瘦腿之作用。

本草物语 Special

[性味归经] 性寒，味苦；归脾、胃、心、肝经。

[用法] 内服：煎汤，6～15克，鲜品30～60克；或煅存性研末。外用：鲜品捣敷，或取汁涂。患有痢疾、疮肿、中暑发热等症的患者宜用；脾胃虚寒者，食之吐泻腹痛者忌食。

[搭配要领] 宜与枸杞子等配伍使用，也可单独药用。

塑形验方

●苦瓜散

原料 苦瓜1个，灯草适量。

做法 将苦瓜剖开去瓤，晒干，焙干研末。每次服5克，用灯草煎汤送服。

* 可消除多余脂肪，达到美体的功效。

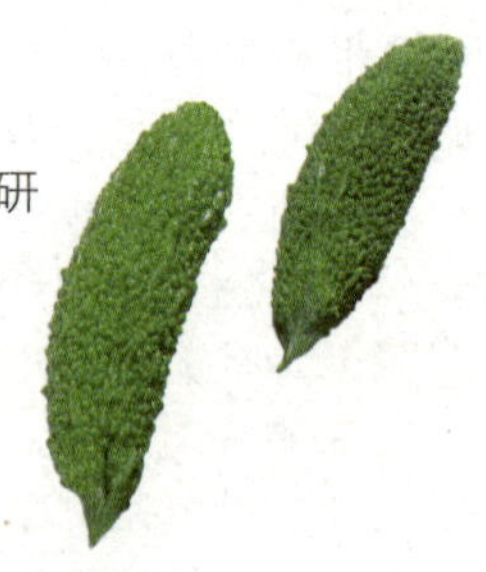

轻松塑形DIY

●苦瓜粥

原料 苦瓜150克，大米100克，盐适量。

做法 1. 将苦瓜洗净，去瓤切丝，放入沸水中焯片刻备用。

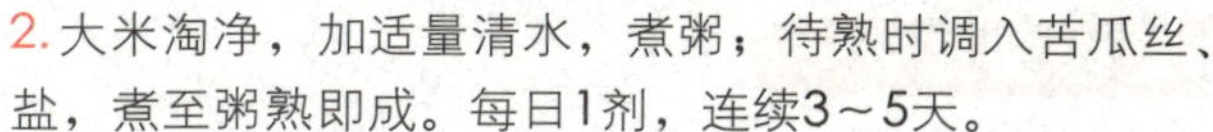

2. 大米淘净，加适量清水，煮粥；待熟时调入苦瓜丝、盐，煮至粥熟即成。每日1剂，连续3～5天。

* 此粥可清热消暑，解毒消肿，有美腿、润肤、延缓衰老的作用。

●枸杞炒苦瓜

原料 枸杞子20克，苦瓜150克，葱花、盐、植物油各适量。

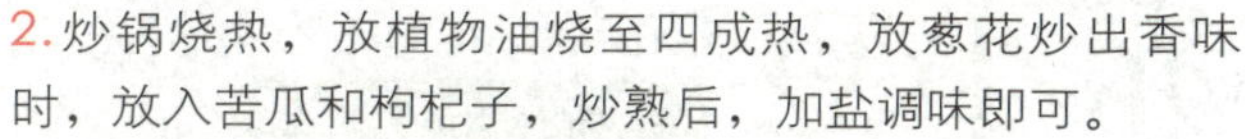

做法 1. 枸杞子洗净，用清水泡软；苦瓜洗净，去瓤，切丝备用。

2. 炒锅烧热，放植物油烧至四成热，放葱花炒出香味时，放入苦瓜和枸杞子，炒熟后，加盐调味即可。

* 此菜有显著的降脂功效，可以调节体内脂肪平衡。

荞麦 QiaoMai

让你的双腿修长健美

荞麦又名乌麦、花荞，具有“消炎粮食”的美称。含有丰富的蛋白质、铁、磷、钙等矿物质和多种维生素，久食可以强身健体。

本草物语 Special

［性味归经］ 性平，味甘，无毒；归胃、大肠经。

［用法］ 不宜多食，每餐最好控制在50克左右；脾胃虚寒、消化功能不佳、经常腹泻的人忌食；中风者宜食。

［搭配要领］ 忌与平胃散、白矾、黄鱼及猪肉同食。

塑形验方

●荞麦莱菔子糊

原料 荞麦15克，隔山撬30克，莱菔子10克。

做法 将荞麦研细末，炒香，加水与其他两味药材煮成稀糊状即可。每次服10克，温开水送服。

* 此方具有消脂瘦身之功效。

轻松塑形DIY

荞麦减肥茶

原料 荞麦茶20～30克。

做法 把荞麦茶装入小布袋中，然后在盆中倒入适量热水，将装有荞麦茶的小布袋放入水中浸泡一会儿，即可泡浴。

* 能够除掉角质化的皮肤，洗掉油脂，使皮肤柔软光滑，促进排汗，具有减肥的效果。

赤小豆 ChiXiaoDou

解毒消痈，健美减肥

赤小豆又名赤豆、红小豆，叶名藿。《食性本草》曰：久食瘦人。对肥胖症有一定的效果，尤其对治腿部肥肿更有功效。

本草物语 Special

[性味归经] 性平，味甘；入脾、大肠、小肠经。

[用法] 内服：煎汤，10～30克，或入丸、散。外用：适量，生研调敷；或煎汤清洗患处。阴虚津伤者应谨慎服用；水肿胀满、脚气水肿、黄疸尿赤、风湿热痹、痈肿疮毒、肠痈腹痛者宜服。

[搭配要领] 宜与赤茯苓、白茅根等配伍使用。在食用赤小豆时不宜吃鲤鱼，利水功能过强，易引起不适。

塑形验方

苦酒赤小豆散

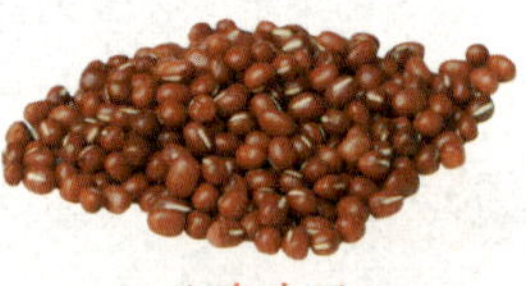

▲赤小豆

原料 赤小豆100克，醋50毫升，米酒适量。

做法 用醋煮豆至熟，取出晒干，再浸入适量米酒中至酒尽，经干燥后研为细末。分3次服，每次3～6克，用米酒送服。

* 散血止血、消肿，尤其是腿部的消肿。

轻松塑形DIY

赤小豆粥

原料 赤小豆、大米各适量。

做法 先将赤小豆、大米浸泡30分钟，后将二者煮成粥即可。

* 润肠通便，降血压，降血脂，调节血糖，健美减肥。

泥鳅豆腐赤小豆汤

原料 泥鳅250克，豆腐100克，赤小豆50克，盐、味精各适量。

做法 1. 将泥鳅、豆腐、赤小豆分别洗净。

2. 将上述材料一起放入沙锅中，加入适量清水，用大火煮沸，转小火煨1小时左右，加盐、味精调味即可。

3. 饮汤，吃泥鳅、豆腐、赤小豆。

* 常饮此汤可以利湿、消肿，改善腿部的臃肿。

赤小豆炖鹌鹑

原料 鹌鹑2～3只，赤小豆50克，生姜片、葱段各10克，盐5克，味精、胡椒粉各3克，清汤1500毫升。

做法 1. 赤小豆洗净；鹌鹑去毛、内脏，剁去脚爪，入沸水锅内焯去血水，洗净备用。

2. 将锅置火上，注入清汤，放入赤小豆、葱段、姜片、胡椒粉，烧沸后转小火慢炖90分钟，放入鹌鹑再炖烂，放味精、盐调味，拣去姜片、葱段即可。

* 赤小豆有减肥利尿的功效，而鹌鹑可以补益脏腑，搭配同食有助于消除身体多余脂肪。

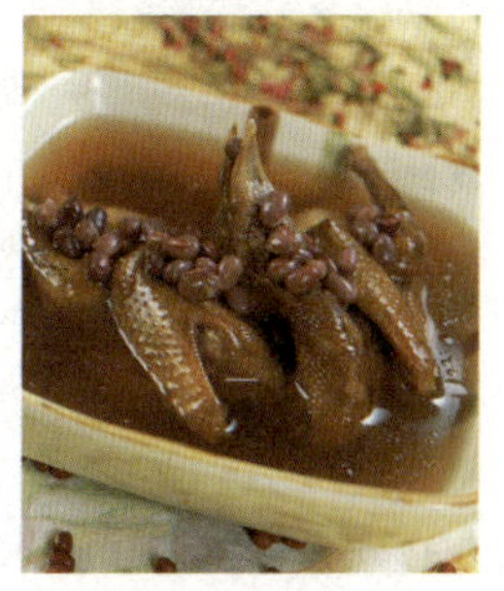

▲赤小豆炖鹌鹑

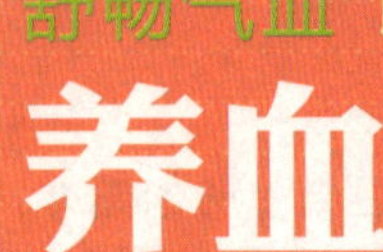

舒畅气血 让美丽从此升华

养血

阿胶 E Jiao

强身健体，滋补佳品

阿胶又名盆覆胶、驴皮胶，补血、滋阴、安胎的功用显著，最初用牛皮熬制而成，后来改用驴皮熬制，药物功效更佳，是女性补血养血的保健佳品。

本草物语 Special

[性味归经] 性平，味甘；归肺、肝、肾经。

[用法] 5～10克黄酒或开水烊化内服，可补血、止血、滋阴润燥。阿胶适合血虚眩晕、吐血、便血、血痢、妊娠下血、崩漏、心烦失眠、肺虚燥咳的女性使用，但不适合腹泻、脾胃虚弱、消化不良者。

[搭配要领] 常与熟地黄、当归、黄芪、桂圆、枸杞子搭配；不宜与大黄搭配。

养血验方

●阿胶养颜方

原料 川芎、党参、黄芪、当归、阿胶各10克，鸡蛋1个。

做法 1. 川芎、党参、黄芪、当归与鸡蛋同煮15分钟。

2. 捞出鸡蛋，剥去外皮，入锅的同时，加入10克阿胶，煮5分钟即可。

* 此方在睡前或清晨起床后服用，效果更好，其主要功效是美容养颜、延缓衰老。

轻松养血DIY

●阿胶参枣汤

原料 阿胶15克，红参10克，红枣10颗。

做法 阿胶、红参、红枣同放于大碗中，注入300毫升清水，盖好，隔水蒸1小时即可。分2次食参喝汤。

*此方适用于气血两虚，头晕心慌，出血过多引起的贫血。

当归 DangGui

补血活血之良药

当归又名秦归、云归、西当归、岷当归，在中国已有一千多年的历史。其调血、养血、活血的功效显著，是重要的妇科良药之一，故中药妇科处方里有“十方九归”之说。

本草物语 Special

［性味归经］ 性温，味甘、辛；归肝、心、脾三经。

［用法］ 当归具有补血活血，调经止痛，润肠通便的功能。主治面色苍白、头晕目眩、耳鸣心悸、肠燥便秘等病症。凡热盛出血、湿盛中满及大便溏泄、月经过多、阴虚内热者忌服。

［搭配要领］ 可与黄芪、赤芍、郁金、炒小茴香、炙没药、参三七等配伍使用。恶湿面，不宜配伍。畏菖蒲、海藻、牡蒙、生姜、制雄黄。

▲当归

养血验方

●当归养血丸

原料 当归、炙黄芪、白芍（炒）、茯苓、阿胶、香附（制）各150克，白术（炒）、杜仲（炒）各200克，地黄400克，牡丹皮100克。

做法 1. 除阿胶外，将当归等九味粉碎成细粉，过筛，混匀。

2. 阿胶用适量水溶化后与炼蜜和匀。

3. 每100克粉末用含炼蜜35～45克的上述混合液泛丸，干燥即可。

* 益气、养血、调经。用于气血两虚，月经不调。

轻松养血DIY

当归桃仁粥

原料 当归、桃仁、白术各12克，大米50克。

做法 1. 先将当归、桃仁、白术置入沙锅内，加适量水。

2. 煮沸后再煎30分钟，去渣后放入大米，共煮成粥食用。

* 常饮此粥可以起到活血化瘀、温经通络的作用。

当归乌鸡粥

原料 当归30克，大米200克，乌鸡1000克，辅料（葱段、姜片、盐、料酒、味精）适量。

做法 1. 乌鸡冲洗干净；当归用温水浸泡后用净纱布包好，并扎紧袋口；大米淘洗干净，捞出，沥干水分。

2. 取锅加入清水、当归、乌鸡，加入辅料，先用大火煮沸，转小火煨煮至汤浓鸡烂。

3. 捞出乌鸡，拣去当归、葱段、姜片，加入大米，再用大火煮沸，改小火熬煮成粥。

4. 最后把鸡肉拆下撕碎，放入粥内，用盐、味精调味即可。

* 乌鸡具有提高生理机能、延缓衰老、强筋健骨的功效，骨质疏松、佝偻病、妇女缺铁性贫血症、肝肾不足、脾胃不健者都可食用。

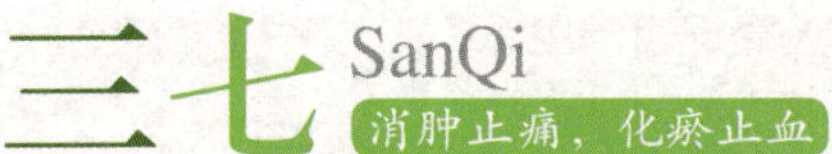

三七又叫山漆、金不换等，五加科植物三七的干燥根。主治折伤跌扑出血、止痛消肿，是药中之珍宝。

本草物语 Special

［性味归经］ 性温，味甘、微苦，无毒；归肝、胃经。

［用法］ 内服：煎汤，3～9克；研末，每次1～3克；或入丸剂。外用：适量，磨汁涂；或研末调敷。其不宜与萝卜、豆制品同食。吐血咯血、外伤出血，跌打肿痛等患者宜用；气血亏虚所致的痛经、月经失调者不宜选用；孕妇忌用。

［搭配要领］ 可与人参、丹参、赤芍、红花、土茯苓等配伍使用。

养血验方

●三七药酒

原料 三七100克，白酒（50度为宜）1000毫升。

做法 将三七敲碎成黄豆大小，放入白酒中，浸泡30天以上服用即可。每日3次，每次10毫升。

*可用于瘀血滞痛、劳伤疼痛、跌打损伤及无名肿痛等。

轻松养血DIY

●三七首乌粥

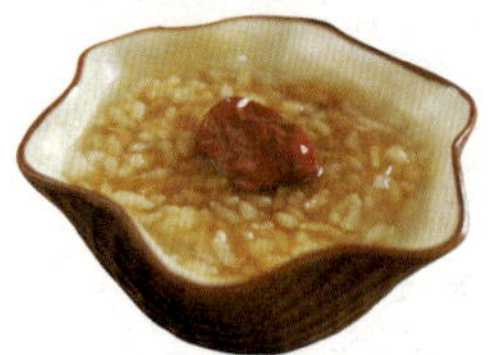

▲三七首乌粥

原料 三七5～10克，何首乌60克，大米100克，红枣2颗，白糖适量。

做法 1.将三七、何首乌洗净，放锅内加水煎20分钟取药汁，去渣。

2.将大米、红枣洗干净，放入锅内，加白糖和水煮粥。

3.将药汁倒入粥中，用小火煮至黏稠，再焖5分钟即可。

*此粥有养血补气、滋补强身的功效。

舒畅气血 让美丽从此升华

补气

黄芪 HuangQi

补气中药之最

黄芪，也称黄耆，列《本经》上品，为“补药之长”，对五脏皆有补养作用，补气固表功效尤佳，故有“补气诸药之最”的称谓，是常用名贵中药材之一。

本草物语 Special

［性味归经］ 性温，味甘；归肺、脾经。

［用法］ 每次取 10 ~ 30 克，煎汤服。黄芪适合面部肌肤缺乏光泽、下肢容易肿胀、易出汗、遇风冷易过敏的人服用。但不适合脾气急躁、食积腹胀、妊娠期、便秘、感冒、发热及高血压患者服用。

［搭配要领］ 可与人参、党参、当归、芍药、甘草、桂枝、良姜、饴糖等中药配伍，但不宜与白鲜皮、藜芦、五灵脂、防风配伍。可与大米、乌鸡、鳝鱼、羊肉等多种食物同食，但不宜与萝卜、茶同食。

补气验方

●黄芪六一汤

原料 黄芪30克，炙甘草5克。

做法 二药共研细，水煎二次，作二次服。一日服2剂。

* 此方适合气虚血弱、肢体劳倦、烦闷、唇口干燥、面色萎黄、不思饮食者服用。

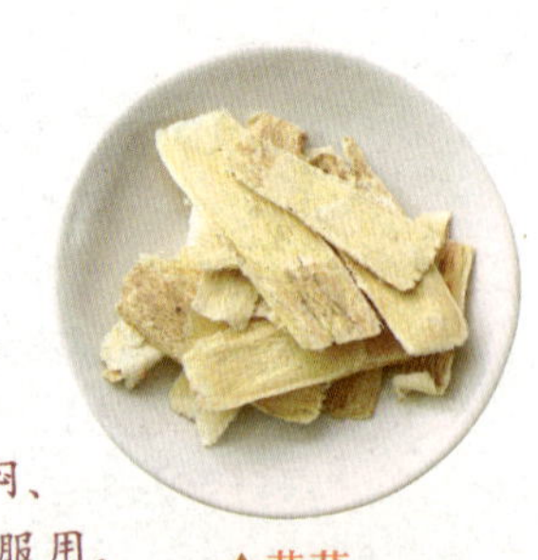

▲黄芪

芪附汤

原料 黄芪、土茯苓各30克，制附片、白术、薏米、甘草各10克。

做法 制附片先煎30分钟，再将诸药用水煎服。每日1剂，2~4次服用。

*适合气虚阳弱、虚汗不止、肢体倦怠等症。

轻松补气DIY

黄芪炖乌鸡

原料 黄芪30克，白术20克，莲子50克，乌骨鸡1只，盐、鸡精各适量。

做法 1.将乌骨鸡宰杀，去毛及内脏后洗净。

2.黄芪、白术用纱布包好，塞入鸡腹内，放入炖锅中。

3.再放入莲子，加适量水，用小火炖至鸡肉烂熟，拣去药包，加盐、鸡精调味即可。

▲黄芪炖乌鸡

*此方可以改善气虚引起的面色苍白、呼吸短促、四肢乏力、头晕、语声低微等症。

黄芪粥

原料 黄芪10克，大米100克，白糖少许。

做法 1.黄芪洗净，用冷水浸泡30分钟，水煎取汁。

2.共煎两次，二液合并，每次取一份与大米煮粥，熟时放适量白糖，入锅再煮20分钟即可。

*常喝此粥可健脾补肺、益气升阳，适合肺脾气虚、出汗异常、易感冒者食用。

人参 RenShen

名贵补气药材

人参又名黄参、血参、神草、土精、地精，补气功效颇高，被人们称为“百草之王”，是驰名中外、老幼皆知的名贵补药之一。

本草物语 Special

[性味归经] 性微温，味甘、微苦；归肺、脾、心、肾经。

[用法] 具有大补元气、固脱、生津、安神等功效。适合大便滑泄、虚咳喘促、自汗暴脱、惊悸、健忘、眩晕头痛、阳痿、尿频、糖尿病、妇女崩漏及久虚不复者，儿童和孕妇等应忌服。

[搭配要领] 宜与莱菔子配伍；不宜与黎芦、五灵脂、皂荚、卤碱、黑豆、紫石英配伍。

▲人参

补气验方

●人参健脾丸

原料 人参、砂仁、远志各25克，白术150克，茯苓、陈皮、当归、酸枣仁（炒）各50克，山药、黄芪各100克，木香12.5克。

做法 将上述药物共同研为细末，过筛，混匀，每100克粉末加炼蜜40～50克粉碎成细粉，过筛，混匀，加适量的水，泛丸，干燥，制成水蜜丸，口服，一次8克，一日2次。

*本方以补为主，以行为辅，气血兼顾，共奏健脾养胃、化湿止泻之功。

轻松补气DIY

●人参鹌鹑蛋

原料 人参片2克，黄精3克，熟鹌鹑蛋8个，盐、白糖、鸡精、植物油、料酒、水淀粉、高汤、葱末、姜末、酱油、醋各适量。

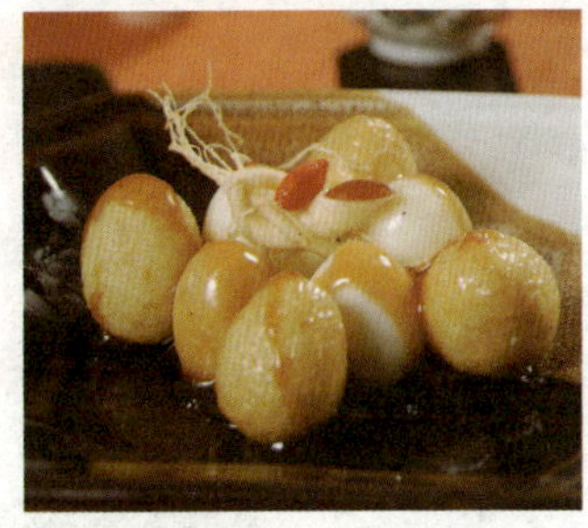

▲人参鹌鹑蛋

做法 1.人参片放瓷碗中，加少量水蒸两次，取药汁。

2.黄精放入沙锅中，加少量水煎两次，取其滤液，浓缩，与人参液合为300毫升。

3.熟鹌鹑蛋去壳，2个用药汁、盐、鸡精腌渍15分钟；另6个用热油炸成金黄色。

4.另取小碗将高汤、白糖、盐、酱油、鸡精、醋、药汁、料酒、水淀粉对成汁。

5.另起油锅，用葱末、姜末炝锅，将炸好的鹌鹑蛋同对好的料汁一起入锅，煮沸，装盘中，摆放炸好的鹌鹑蛋。

* 此方可以大补元气，对术后康复、体质虚弱者非常适宜。

●八宝人参汤

原料 人参1克，菠萝、梨、蜜柑、苹果、莲子、鲜桃各15克，冰糖、香草精、水淀粉各适量。

做法 1.将人参放碗内，加水和冰糖蒸4小时；莲子洗干净后加水、冰糖，上笼蒸烂后取出。

2.将人参、菠萝、苹果、梨、鲜桃、蜜柑、莲子分别切成小片。

3.开水入锅，将蒸人参的原汁倒入锅内，再将切好的各种小片放入锅内，加冰糖，用水淀粉勾芡，用筷子蘸一滴香草精放入锅内，盛碗即可。

* 此汤能够补中益气，滋阴润燥，适用于气阴两虚之人。每日分2次服食即可见效。

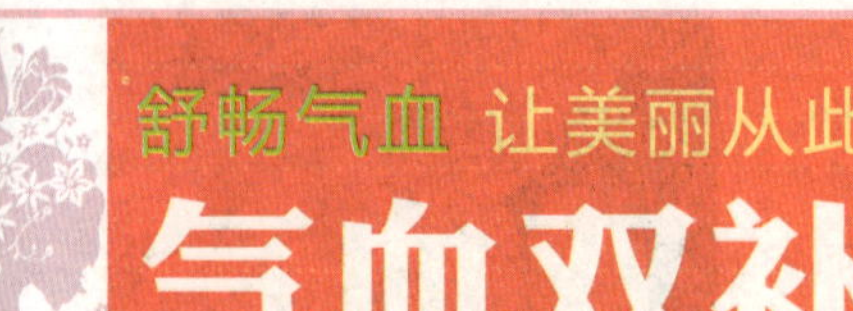

舒畅气血 让美丽从此升华

气血双补

大枣 DaZao

养血安神，补中益气

大枣，《本经》上品。又名干枣、美枣、红枣等，为鼠李科植物枣的成熟果实。《神农本草经》将其列为“上品”之药，明代陈嘉谟认为大枣“通九窍略亚菖蒲，和百药不让甘草”。

本草物语 Special

[性味归经] 性热，味甘、辛，无毒；归脾、胃经。

[用法] 内服：煎汤，9～15克；或捣烂作丸。外用：煎水或烧存性研末调敷。小儿、产后及温热、暑湿诸病前后的患者以及黄疸、肿胀者忌食。胃虚食少、脾弱便溏、气血津液不足、营卫不和、心悸怔忡者宜服。

[搭配要领] 忌与海蟹同食；宜与生姜配伍。

补血验方

● 葶苈大枣泻肺汤

▲大枣

原料 葶苈子9克，大枣4颗。

做法 1. 将葶苈子熬至色黄，捣丸如弹子大。

2. 先以水3升，煮枣后取2升，后去枣取葶苈子煮后再取1升，饮服。

* 此汤可以养血安神，泻肺行水，下气平喘，尤适于气血不足、咳喘胸满、面目水肿、鼻塞流涕者。

轻松补血DIY

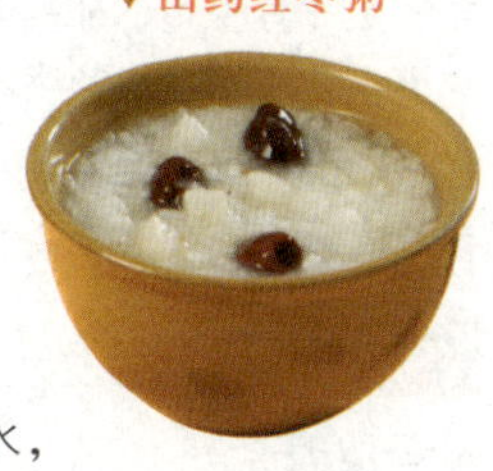
▼山药红枣粥

●山药红枣粥

原料 鲜山药、大米各100克，红枣10颗，白糖适量。

做法 1.将鲜山药去皮，洗净，切片；大米淘洗干净；红枣洗净，去核。

2.将大米放入锅中，添加适量清水，大火煮沸后加入山药片、红枣，再次煮沸后转小火煮至米烂粥稠。

3.加适量白糖搅匀调味即可。

*山药、红枣都有滋补气血的功效，搭配同食延年抗衰效果佳。

●红枣桂圆汤

原料 红枣20克，桂圆15克，红糖30克。

做法 1.红枣洗净，去核；桂圆去皮、核备用。

2.将红枣与桂圆肉同放入锅内，加入大约500毫升清水，用大火烧沸，转用小火炖煮35分钟，加入红糖搅匀食用即可。可单独随量服用，也可佐餐服用。

*补气血、益脾胃。适用于贫血、神经衰弱、脾胃虚弱等症。

党参 DangShen

健脾益肺，益气补血

党参为桔梗科植物党参、素花党参或川党参的干燥根，是颇受医学家重视的常用中药之一，药效与人参基本相当，常作为滋补强壮之用，具有补中益气、健脾益肺之功效。同时还具有增强免疫力、扩张血管、降压、改善微循环、增强造血功能等作用。

本草物语 Special

[性味归经] 性平，味甘、微酸。归脾、肺经。

[用法] 煎服，每次6～10克，大剂量可用至30克。或入丸散。益气生津宜生用，补气健脾宜炒用，治疗肺虚宜蜜炙用。湿热证、热性病症者不宜单独服用党参；有食积气滞者不宜服用党参。

[搭配要领] 党参一般没有禁忌，可随症配伍。但服用中药藜芦者，不宜同时吃党参。此外，党参也不宜与五灵脂同用。

补血验方

●两仪膏

原料 党参、熟地黄、白糖各适量。

做法 将适量的党参、熟地黄加水煎取浓汁，另加等量白糖再煎至浓稠。每次吃1～2勺，或以温水冲化饮。

*本方以党参补气，熟地黄补血，用于气血两虚，体倦乏力，头晕目眩者。

轻松补血DIY

●党参麦冬炖瘦肉

原料 党参20克，麦门冬15克，五味子6克，猪瘦肉150克，冬菇30克，生姜5克，葱段10克，盐3克，料酒10毫升。

做法 1. 将党参洗净，润透，切段；麦门冬洗净，轧扁；五味子洗净；冬菇洗净，一切两半；生姜去皮后拍松。

2. 猪瘦肉洗净，切成4厘米见方的块。

3. 把猪瘦肉块放入炖锅，加入冬菇、姜、葱段、料酒、盐、五味子、党参、麦门冬，注入1000毫升清水。

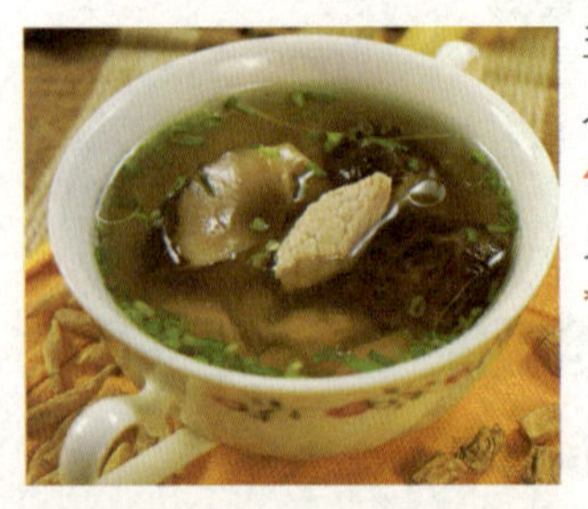

4. 把炖锅置大火上烧沸，再用小火炖煮1小时即可。

*此方不仅可以补气，而且可以养血，适合容易感冒、抵抗力差的人食用。

灵芝 LingZhi

滋补强身，固本扶正

灵芝，又称木灵芝、菌灵芝，是多孔菌科植物赤芝或紫芝的子实体，长期以来一直被视为滋补强壮、固本扶正的珍贵中草药。

本草物语 Special

［性味归经］ 性平，味甘、微苦；入心、肝、肺经。

［用法］ 把灵芝剪成碎块，放在茶杯内，用开水冲泡后当茶喝，一般成人一天用量 10 ~ 15 克，可连续冲泡 5 次以上。

［搭配要领］ 可单独服用，也可配伍服用。宜与人参、当归、黄芪、酸枣仁、柏子仁、五味子搭配，忌与扁青、茵陈蒿配伍。

补血验方

●灵芝黄芪汤

原料 灵芝、黄芪各20克，黄精、鸡血藤各15克。

做法 将上述药材炖服即可。

* 本方可用于身体虚弱以及白细胞减少症者。

轻松补血DIY

●灵芝银耳汤

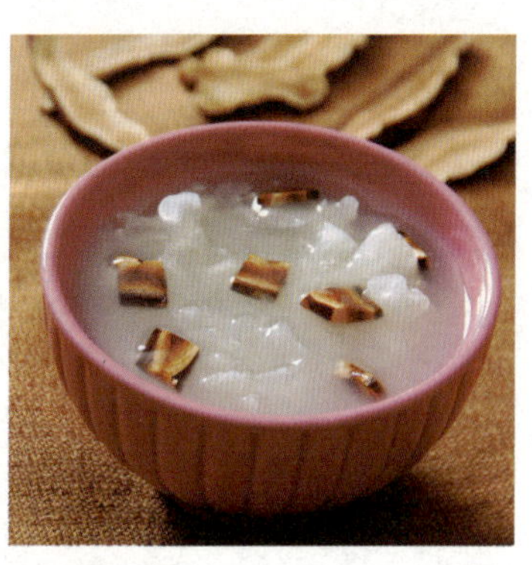

原料 灵芝9克，银耳6克，冰糖15克。

做法 1.将灵芝、银耳、冰糖放在同一锅中，加适量水，用小火炖3个小时，至银耳呈稠汁状。

2.取出灵芝残渣，分3次服用。可单独服用，也可佐餐服用。

* 治心神不安、失眠梦多、怔忡、健忘等症。

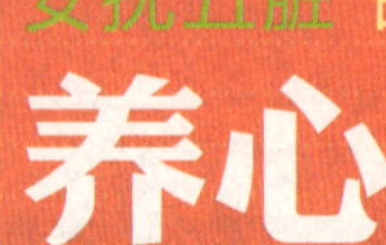

安抚五脏 由内而外你的美

养心

猪心 ZhuXin

养心补血，营养心肌

猪心是一种营养十分丰富的食物，补虚、安神定惊、养心补血的功效显著，常食可以增强心肌、营养心肌，有助于功能性或神经性心脏疾病的痊愈。

本草物语 Special

［性味归经］ 性平，味甘、咸；归心经。

［用法］ 煮食内服，或制成丸剂。适合心虚多汗、惊悸恍惚、失眠多梦者食用，但是高胆固醇、高血压患者一定要忌食。

［搭配要领］ 宜搭配人参、当归、党参、山药、芝麻、大枣、生姜等。

养心验方

● 猪心汤

原料 麻黄、肉桂、附子、炮姜、猪心各适量。

做法 用猪心配以上药材煎水炖服即可。

* 养心护胃，主要用于治疗寒证胃痛等。

轻松养心DIY

● 归参山药猪心

原料 当归10克，党参30克，山药20克，鲜猪心200克，辣椒2个，盐、鸡精、香油各适量。

做法 1.将猪心切开，去掉脂膜，洗净，放入锅内，加少许盐。

2.将当归、党参、山药装入纱布袋内，扎紧袋口，放入锅内，加适量水炖至猪心熟透，捞出切成薄片。

3.辣椒洗净，切片，拌入猪心片中，加盐、鸡精、香油拌匀即可

* 此方可补血养阴，宁心安神。

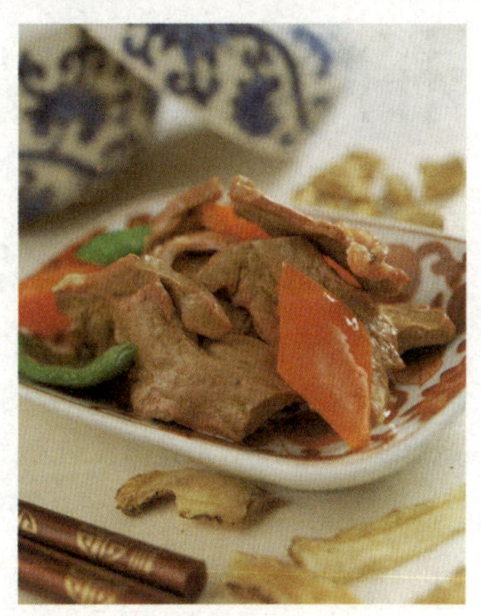

▲归参山药猪心

● 猪心枣仁汤

原料 猪心250克，酸枣仁、茯苓各15克，远志5克。

做法 1.猪心洗净，切两半，放锅内。

2.再放入酸枣仁、茯苓、远志，加适量水，大火烧沸，撇去浮沫，再转成小火炖至猪心熟透即可。

* 此汤有补血养心、益肝宁神的功效，可以改善心肝血虚引起的心悸不安、失眠多梦、记忆力减退等症。

● 桂圆炖猪心

原料 猪心250克，桂圆30克，盐、味精各适量。

做法 1.猪心洗净，切薄片；桂圆剥皮、洗净。

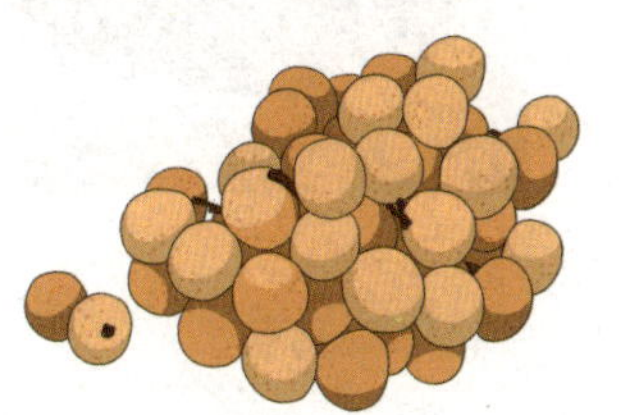

2.猪心与桂圆放入沙锅，大火煮沸，小火炖至猪心熟烂，调盐、味精即可。

* 常食此方可以养心安神，改善女性健忘失眠、心悸气短等心血虚症。

柏子仁 BaiZiRen

养心安神，润肠通便

柏子仁又名柏仁、柏子、柏实、侧柏仁、柏子仁霜，其香气透心，具有养心安神、润肠通便等功效，为养心血之大药。

本草物语 Special

［性味归经］ 性平，味甘；归心、肾、大肠经。

［用法］ 煎服，每次6～15克。适宜虚烦不眠、心悸怔忡、肠燥便秘者服用，但是大便溏薄、痰多者不宜用。

［搭配要领］ 宜与茯神、生地黄、枸杞子、牛膝等药材搭配。

养心验方

●柏子养心丸

原料 茯苓200克，炙黄芪、川芎、当归、半夏曲各100克，朱砂30克，远志、酸枣仁、肉桂、五味子、柏子仁、党参各25克，炙甘草10克。

做法 以上药材研末和匀，炼蜜为丸。温开水送服。每日2次，每次1丸。

* 此方可以宁心定志、补肾滋阴，改善心血。

轻松养心DIY

●柏子仁炖猪心

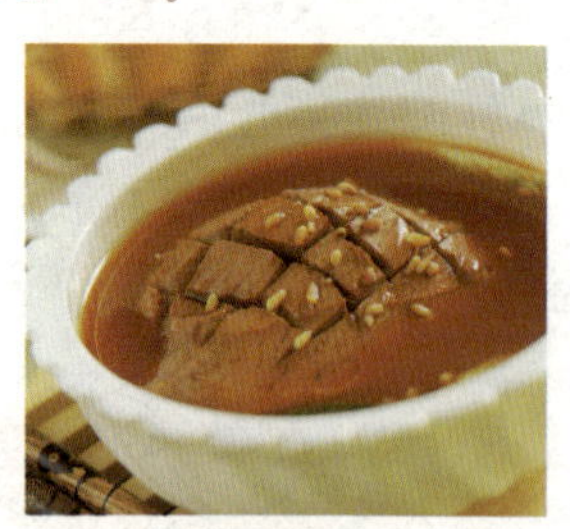

▲柏子仁炖猪心

原料 柏子仁30克，鲜猪心1个，盐、鸡精各适量。

做法 1. 将柏子仁洗净，捣烂备用。

2. 将猪心洗净，剖开，填入柏子仁，封好后，放入盆内，隔水炖熟，以猪心烂熟为度，加盐、鸡精调味即可。

* 此方有养心安神、补血润肠的功效。

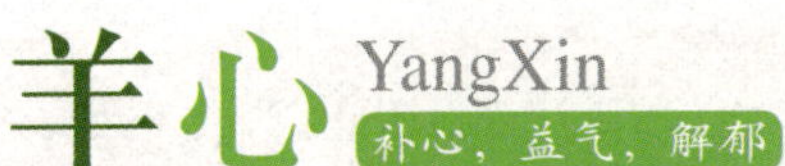

羊心 YangXin

补心，益气，解郁

羊心为牛科动物山羊或绵羊的心脏，富含蛋白质、维生素A、铁、烟酸、硒等营养素，常食有补益心气、解郁的功效。

本草物语 Special

[性味归经] 性温，味甘；归心经。

[用法] 煮食内服，每次不可超过50克。适合心气虚弱、心悸失眠、胸闷气短者服用。

[搭配要领] 宜搭配红枣、红花同食。

养心验方

竹精羊心饮

原料 羊心300克，玉竹、黄精、枸杞子各15克，酸枣仁10克，茯苓30克，盐、羊肉汤适量。

做法 将各种原材料洗净，与羊肉汤共煮，待羊心熟烂，调入盐即可。

* 此汤有补益心气、安神的功效，适合心血亏虚者食用。

养心养颜DIY

红枣炖羊心

原料 羊心300克，红枣10颗，盐、料酒、胡椒粉、葱、姜、香油、鸡精各适量。

做法 1. 羊心洗净，切小块，放入沙锅，加清水和适量料酒、葱段、姜片，大火煮沸。

2. 放入红枣、盐，小火煮至羊心、红枣熟烂，用胡椒粉、鸡精、香油调味即可。

* 此方可以改善心脾两虚引起的心悸心慌、多梦健忘、面色萎黄、神疲乏力等症状。

安抚五脏 由内而外你的美

保肝

猪肝 ZhuGan

养肝明目，补气健脾

猪肝含有丰富的铁、磷，是造血不可缺少的原料，养肝明目、补气健脾的功效非常显著。研究发现，猪肝还有较强的抑癌能力和抗疲劳的功效。

本草物语 Special

［性味归经］ 性温，味苦；归脾、胃、肝经。

［用法］ 煮食或煎汤，60～150克；或入丸、散；也可敷贴。适合气血虚弱、面色萎黄、缺铁性贫血、肝虚目昏、夜盲、脾胃虚弱、脚气水肿、久痢脱肛、带下者食用。但是高血压、冠心病、肥胖症及血脂高的人忌食。

［搭配要领］ 宜与杭白菊、枸杞子、陈皮配伍，忌与鲤鱼、鱼子、鹌鹑、维生素C、野鸡肉、麻雀肉同食。

保肝验方

●猪肝羹

原料 猪肝1具，葱白1段，鸡蛋1个，豉汁适量。

做法 1.猪肝洗净，去筋膜、切碎；葱白去须。

2.将上述材料用豉汁煮成羹状，将熟时，磕入鸡蛋搅匀，再煮片刻即可。

*此方有补肝功效，可以改善肝脏虚弱引起的远视无力等症状。

轻松保肝DIY

●猪肝粥

原料 鲜猪肝50克，大米250克，盐、鸡精各适量。

做法 1. 大米淘洗干净，用清水浸泡30分钟。

2. 鲜猪肝洗净，切成薄片。

3. 大米放入锅中，加入适量水，大火煮沸，转小火煮至米粒开花。

4. 加入猪肝片迅速打散，煮至猪肝熟后，加少许盐、鸡精调味即可。

* 此粥含有丰富的蛋白质、卵磷脂和微量元素，可以保养肝脏。

●菠菜猪肝汤

原料 鲜菠菜200克，鲜猪肝100克，植物油15毫升，盐少许。

做法 1. 将菠菜洗净，切碎；猪肝切成小薄片，用植物油、盐拌匀备用。

2. 锅中加500毫升清水，煮沸后加入菠菜及猪肝，煮至猪肝熟即可。

* 常饮此汤可以改善肝阴血虚引起的面色萎黄、头晕耳鸣、视力减退、大便涩滞等不适。

●猪肝绿豆粥

原料 鲜猪肝150克，绿豆50克，大米100克。

做法 1. 绿豆洗净，温水浸泡30分钟。

2. 大米淘净，与绿豆放入清水锅，大火煮沸，转小火煎熬至绿豆熟烂。

3. 猪肝切碎，粥将成时放入同煮，猪肝熟透即可。

* 此粥对肝阴不足引起的弱视、面色少华、头晕、脚气足肿等症有食疗作用。

羊肝 YangGan

补肝，明目，益血

羊肝可滋补人体肝脏，尤其富含维生素A，补肝、明目、益血的功效显著，可预防夜盲症，避免视力下降，对多种眼疾有辅助治疗效果。

本草物语 Special

[性味归经] 性凉，味甘、苦；归肝经。

[用法] 煮食内服，每次30～60克；或入丸、散。适宜视力减退、眼睛干涩及维生素A缺乏症者食用，但是高脂血症患者要忌食。

[搭配要领] 不宜与猪肉、生椒同食，也不宜与维生素C、抗凝血等药物同食。

保肝验方

●羊肝丸

原料 黄连50克，杏仁25克，羊肝200克。

做法 1. 黄连洗净、研末；杏仁去皮；羊肝洗净，去筋膜。

2. 将诸药研细末，制成丸。日服3次，每次服70丸。

*此方有解热、益血、明目的功效。

轻松保肝DIY

●枸杞羊肝汤

原料 羊肝100克，草菇20克，枸杞子、胡萝卜各5克，香葱片、姜片、高汤、料酒、胡椒粉、盐各适量。

做法 1. 胡萝卜、草菇洗净，切薄片；枸杞子浸泡、洗净。

2. 羊肝洗净，切厚片，用姜片、料酒腌10分钟，再用沸水焯烫、捞出。

3. 在高汤中放入香葱片、姜片、胡萝卜片、枸杞子、草菇片、盐、料酒、胡椒粉。

4. 高汤烧沸后，放入羊肝片，再次煮沸即可。

* 常饮此汤可以补充维生素 A，防止视力减退。

●苍术炖羊肝

原料 羊肝150克，苍术15克，盐、味精各适量。

做法 1. 羊肝、苍术洗净，切片。

2. 苍术装入纱布袋，扎紧袋口。

3. 将羊肝和药袋放入锅内，加适量清水，上笼蒸，直至羊肝熟烂。

4. 取出药袋，加盐、味精调味即可。

* 此方可以调养肝血亏虚引起的两目干涩、目花夜盲、多汗体弱等不适。

●茴香味羊肝

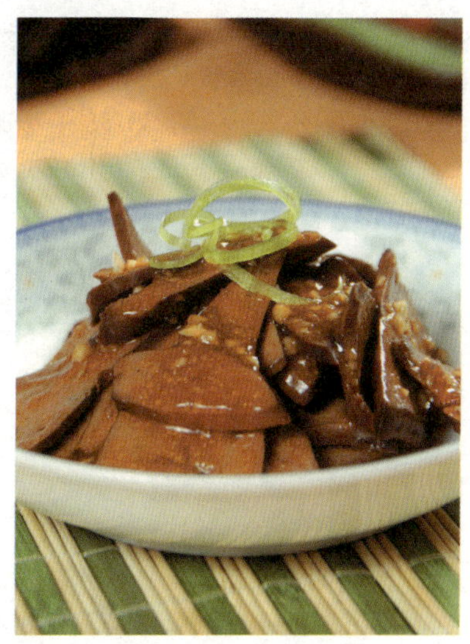

原料 羊肝500克，小茴香、桂皮、花椒、料酒、葱花、姜片、盐各适量。

做法 1. 羊肝洗净后用花椒、盐腌渍30分钟。

2. 在沸水中，放入羊肝、姜片、葱花、小茴香、桂皮，煮沸。

3. 放入料酒，小火焖1小时。

4. 取出羊肝，切成片装盘即可。

* 此方可以补血益肝、明目养神，对视力减退、夜盲症、贫血等有一定的食疗效果。

安抚五脏 由内而外你的美

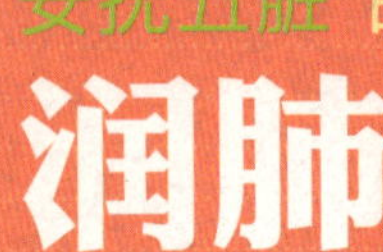

润肺

梨 Li

生津润燥，保养嗓子

梨鲜嫩多汁、酸甜适口，有“天然矿泉水”“百果之宗”的美称，尤其是所含的苷及鞣酸等成分，生津润燥、清热、化痰去痰的功效显著，常食能增加口中津液，起到保养嗓子的作用。

本草物语 Special

[性味归经] 性凉，味甘、微酸；归肺、胃经。

[用法] 适合咳嗽痰稠或无痰、咽喉发痒干疼者食用，也是慢性支气管炎、肺结核、高血压、心脏病、肝炎、肝硬化等患者的佳品。但梨性寒，不要过食。慢性肠炎、消化不良、糖尿病、患者不宜多食。

[搭配要领] 宜与冰糖、银耳、川贝母、莲子等搭配，但吃梨不宜喝热水、吃油腻食物，否则易引起腹泻。

润肺验方

● 梨膏

原料 梨3个，蜂蜜适量。

做法 1. 将梨洗净，切碎，榨汁。

2. 小火熬至浓稠，加1倍蜂蜜，搅匀后再煎沸，待冷即食。

3. 每次服1～2匙，温开水冲服。

* 此方有良好的养阴生津、润燥止渴的功效，可以改善口渴心烦、咽痛喉干、失音、肺燥咳嗽等不适。

轻松润肺DIY

贝母秋梨

原料 雪花梨1个（约250克），川贝母、百合（干）各10克，冰糖15克。

做法 1. 将雪花梨洗净，靠柄部横断切开，挖去核。

2. 将川贝母及干百合洗净，研碎成末，放入梨中，把梨上部拼对好，用牙签插紧；把梨放入碗中，加入冰糖、少许水，将碗放入蒸锅内蒸40分钟，直至梨肉软烂。

3. 揭开梨盖，将药与梨肉混匀，吃梨喝汤。

* 常食本方可以起到润肺止咳的功效，尤其适合老年咽干、燥咳者服用。

莲栀梨汁粥

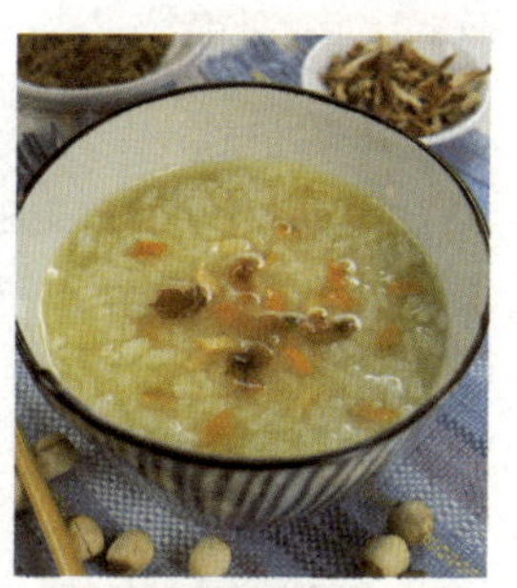

原料 莲子、白糖各20克，栀子、陈皮各6克，鸡内金10克，梨3个，大米50克。

做法 1. 将鸡内金研成细末，梨捣烂挤汁。

2. 把莲子、栀子、陈皮入沙锅煎取浓汁，去渣。

3. 然后放入大米、鸡内金、白糖、梨汁煮粥即可。

* 此粥有燥湿化痰、理气健脾的功效。

炖雪梨豆根

原料 雪梨1个，山豆根粉1克，白糖适量。

做法 1. 先将雪梨洗净，去皮，切成片状，放入锅中。

2. 加100毫升水，煎至50毫升时，加入白糖调味。

3. 然后在雪梨水中调入山豆根粉即可。

* 本方有清凉润肺的功效，可以改善咽喉部干燥、发痒、灼烧、微痛等不适。

银耳 YinEr

润肺生津，滋阴养胃

银耳也叫白木耳、雪耳，具有润肺生津、滋阴养胃、益气安神、强心健脑等功效。

本草物语 Special

[性味归经] 性平，味甘；归肺、胃、肾经。

[用法] 适合肺热咳嗽、肺燥干咳、月经不调、大便秘结、脸部有黄褐斑及雀斑的人群服用，但是外感风寒、糖尿病患者需慎用。

[搭配要领] 宜与百合、莲子、桂圆、大枣、燕窝、沙参、枸杞子等同食。

润肺验方

●银耳明目饮

原料 鸡肝50克，银耳8克，枸杞子5克，茉莉花24朵，调料（料酒、姜汁、盐和味精）适量。

做法 将鸡肝洗净切片，银耳泡发后洗净，与枸杞子加水烧沸，放入调料，待鸡肝熟后，撒入茉莉花食用即可。

* 此汤可补肺益气、养阴润燥、补脾健胃。

轻松润肺DIY

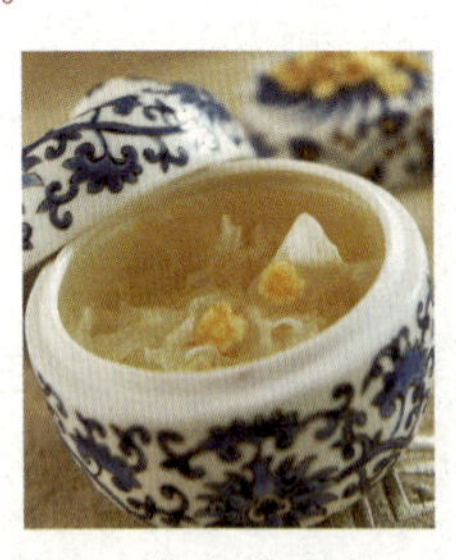

●银耳沙参饮

原料 银耳5克，沙参30克，冰糖50克。

做法 1. 银耳浸泡，清洗后掰成小朵；沙参洗净，用纱布包好。

2. 二者一起入锅，加适量水，先用大火烧沸，再用小火慢煎30分钟后起锅，捞出纱布包，加入冰糖，待冰糖溶化，饮用即可。

* 常饮此品可以滋阴润肺、养胃生津。

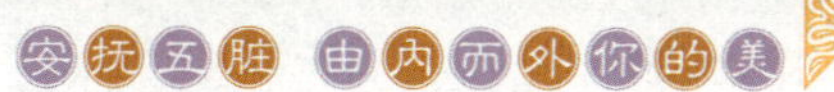

川贝 ChuanBei

清热、化痰、止咳的名药

川贝学名川贝母，为清热、化痰、止咳的名贵中药材，有养肺阴、宣肺、润肺、清肺热等功效，是一味治疗久咳痰喘的良药。

本草物语 Special

[性味归经] 性微寒，味苦、甘；归肺、胃经。

[用法] 川贝研粉，直接用白开水送服；适合肺热燥咳、干咳少痰、阴虚劳嗽、咯痰带血者服用，但是感冒初期、怕寒者不宜吃。

[搭配要领] 宜与冰糖、梨、豆腐、猪肺、杏仁同炖。

润肺验方

●川贝蜜

原料 川贝15克，桑白皮6克，炙麻黄、葶苈子各5克，蜂蜜适量。

做法 将川贝、炙麻黄、桑白皮、葶苈子晒干，碾成细末。每次依用量，用温热蜜糖水调匀服食。每日3次。

* 此品有宣肺、化痰、止咳的功效。

轻松润肺DIY

●川贝蒸鲜梨

原料 鲜梨1个，川贝10克。

做法 将鲜梨洗净，开盖去核，随后装入川贝，盖严后隔水蒸熟，去川贝，食梨并饮汁即可。

* 此方可以起到润肺止咳、清热化痰的作用，适合咳嗽、咽痒、流清鼻涕者食用。

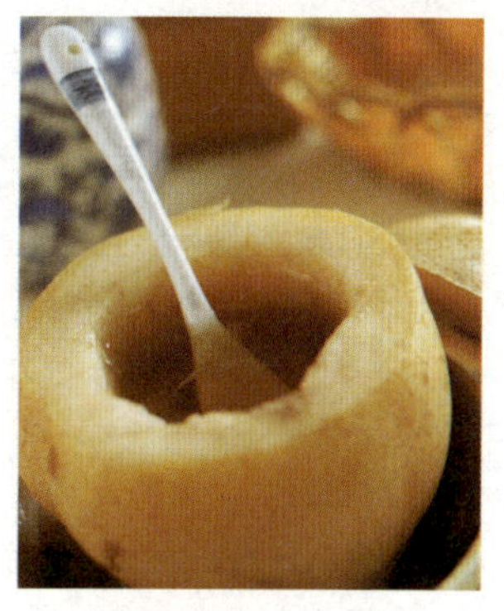

▲川贝蒸鲜梨

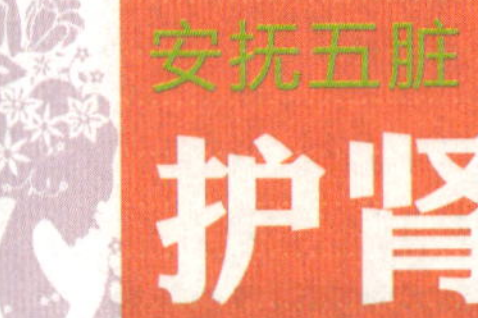

安抚五脏 由内而外你的美

护肾

猪肾 ZhuShen

补肾，滋阴

猪肾，俗称猪腰子，为猪科动物猪的肾脏，具有补肾、滋阴、固精等功效。

本草物语 Special

［性味归经］ 性平，味咸；归肾经。

［用法］ 煎汤或煮食，每次服 15 ~ 150 克。适合肾虚耳聋、遗精盗汗、腰痛、产后虚羸、身面水肿者服用。

［搭配要领］ 可与杜仲、枸杞子配伍；忌与吴茱萸、白花菜同食。

护肾验方

●猪肾丸

原料 猪肾1只，盐5克，杜仲6克（姜制）。

做法 1. 猪肾去油膜，其内放入杜仲，合住。

2. 隔水蒸熟、熔干，再研细末，炼蜜为丸即可。每次服30丸，淡盐水送下。

* 此方可以改善妊娠血虚、肾亏腰痛、胎动腰痛等不适反应。

轻松护肾DIY

●猪肾粥

原料 猪肾1只，大米60克，草果8克，陈皮3克，缩砂6克，白酒适量。

做法 1. 猪肾去筋膜，洗净，切碎。

2. 陈皮去白，与草果、缩砂、猪肝碎一起煮成汁液，滤渣，入白酒少许，与大米煮成粥状即可。

* 此方可改善肾虚劳损、腰膝无力、疼痛等不适反应。

●杜仲炖猪腰

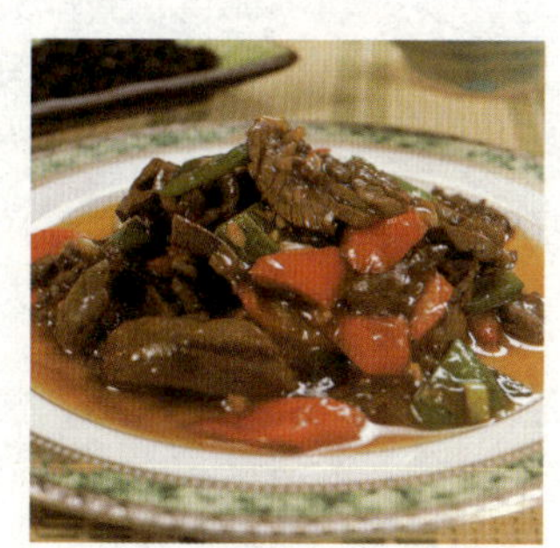

原料 杜仲、益智仁各15克，核桃仁20克，鲜猪腰2个，料酒、葱花、姜末、盐、鸡精各适量。

做法 1. 先将猪腰剖开，去除筋膜，洗净后切小块。

2. 上述中药用水冲净，与猪腰块共放入炖锅中，加适量水，大火煮沸。

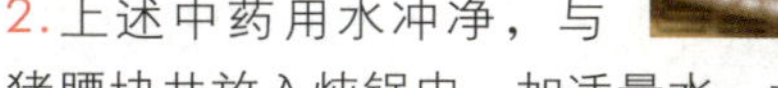

3. 加入料酒、葱花、姜末，转用小火炖至猪腰烂熟，加入盐、鸡精，再炖片刻即可。

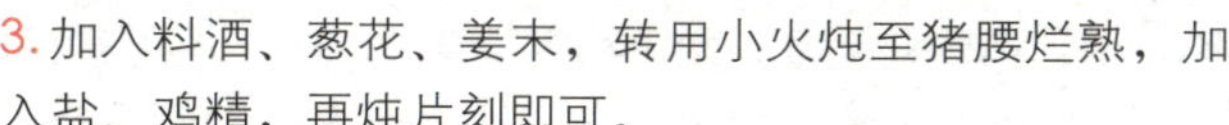

* 此方可以温脾暖肾，滋阴止带。

黑豆 HeiDou

益精补髓，活血利水

黑豆又名乌豆，营养价值很高。根据中医理论，“黑豆乃肾之谷”。黑色属水，而水走肾，常食可以益精补髓、活血、利水、祛风、清热解毒。对女性来说，黑豆还可驻颜、明目、乌发、嫩白皮肤。

本草物语 Special

[性味归经] 性平，味甘；归肾、脾经。

[用法] 煎汤；酒浸；做成丸、散；也可煮食。可以改善消渴多饮、小便频数、头晕目眩、视物昏暗、须发早白、脚气水肿、腰痛、泻痢腹痛等不适，但肠胃不好者不宜食之，否则易引起胀气。

[搭配要领] 宜搭配大枣、鸡肉、莲藕、芝麻、大米等食物。

护肾验方

壮腰脊黑豆饮

原料 黑豆、桑寄生、黄芪各15克，川断、当归、杜仲各10克，黑枣50克，猪排300克，盐适量。

做法 上述食材一起放入沙锅，熬汁，调少许盐即可。

* 此方可补血止痛，行气祛风。

轻松护肾DIY

杞枣黑豆煲猪骨汤

原料 猪排或羊骨100克，枸杞子10克，黑豆50克，红枣10颗，盐适量。

做法 1. 取猪排或羊骨洗净，放入沙锅，加水适量煮沸，撇去浮沫，放入黑豆、红枣炖煮。

2. 1～2个小时后，放入枸杞子煮沸，加少许盐调味即可。

* 此汤有补血生精的功效，可以改善血虚引起的头晕目眩、心悸眼花、手脚发麻等不适。

黑豆粥

原料 黑豆150克，大米50克，黑芝麻30克，冰糖适量。

做法 1. 将黑豆、大米、黑芝麻分别洗净。

2. 放入清水锅内，大火烧沸，再小火炖30分钟，放入冰糖即可。

* 常食此粥可以温肾行水，健脾益气，并有乌发和延年益寿的作用。

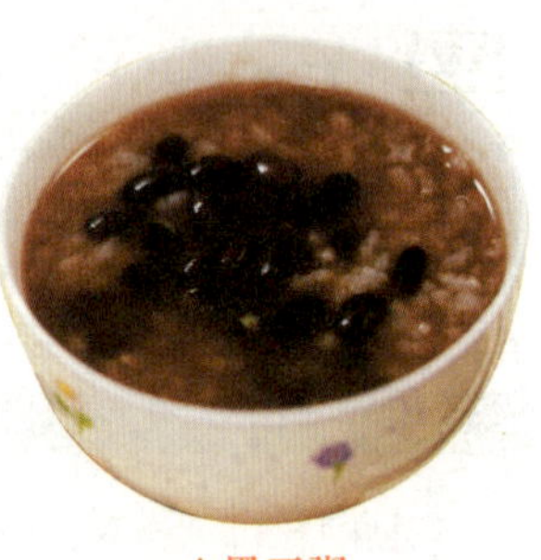

▲黑豆粥

菟丝子 TuSiZi

补肝肾，益精髓，坚筋骨

菟丝子又名黄丝、黄藤子、豆寄生，可补肝肾、益精髓、坚筋骨、益气力。同时，菟丝子还有很好的养颜美容功效，正如《本草正义》中说："菟丝为养阴通络之上品……汗去面皯，亦柔润肌肤之功用。"

本草物语 Special

[性味归经] 性温、味甘；归肾、肝经。

[用法] 煎服，每次9～15克；也可泡茶、浸酒、煎膏滋。适合阳痿遗精、遗尿尿频、腰膝酸软、目昏耳鸣、肾虚胎漏、胎动不安、脾肾虚泻者服用，但阴虚火旺者忌用。

[搭配要领] 宜搭配莲子、山药、大米、茯苓。

护肾验方

●菟丝子粉

原料 菟丝子150克，莲子、山药各100克，茯苓30克。

做法 上述药材一起研细末。用温水冲调服之，每次15克。

* 本方可以补肾益精、养肝明目，适合老年肝肾不足、脾气虚弱、体倦乏力、眩晕耳鸣、饮食减少者食用。

轻松护肾DIY

●菟丝子粥

原料 菟丝子60克，大米100克，白糖适量。

做法 1. 菟丝子研碎，放清水锅，小火煎至200毫升，去渣留汁。
2. 放入大米，另加水300毫升及适量白糖，再用小火煮成粥状。

* 此粥有助于改善肝肾不足引起的腰膝酸痛、头晕眼花、视物不清、耳鸣耳聋及妇女带下、习惯性流产等症。

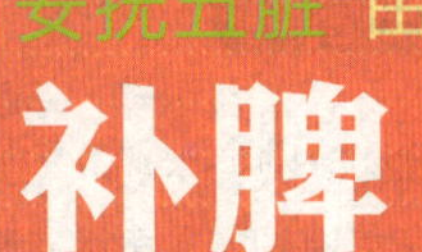

安抚五脏 由内而外你的美

补脾

山药 ShanYao

健脾益胃，助消化

山药别名怀山药、淮山药，根茎皆可入药，是一味平补脾胃的药食两用之品，还有聪耳明目、助五脏、强筋骨、延年益寿等功效。

本草物语 Special

［性味归经］ 性平，味甘；归肺、脾、肾经。

［用法］ 煎汤；煮食；或制成丸、散。适合脾胃虚弱、腹胀、肾虚遗精、尿频、消渴多饮者服用，但大便燥结者不宜食用。

［搭配要领］ 不可与甘遂及碱性药物同服。

补脾验方

● **山药丸**

原料 干山药、干地黄、人参、茯苓、防风、泽泻各50克。

做法 以上药材研为末，炼蜜为丸，如梧桐子大。每次服10丸，空腹，用茶送下。

* 此品可补益脾经，对心腹虚胀、手足厥逆、不思饮食等症有一定的疗效。

轻松补脾DIY

● **山药杜仲腰片汤**

原料 山药鲜品50克（干品减半），杜仲6克，鲜猪腰2个，盐、味精、植物油、水淀粉各适量。

做法 1.猪腰洗净，去筋膜、臊腺，切片，用水淀粉上浆。

2.锅置火上，放少量植物油，待油热后，将猪腰片放油中爆炒一下即可。

3.杜仲入锅加水煮20分钟，取汁备用。

4.山药去皮，洗净，加水煮熟后，加入杜仲汁及腰片煮沸，加盐、味精调味即可。

* 老年人常饮此汤可以补脾益肝肾，改善腰痛腿酸、行走乏力等不适。

●银耳红枣山药糊

原料 银耳15克，红枣、新鲜山药各20克，白糖适量。

做法 1.银耳用温水泡发，洗净，撕成小朵；红枣洗净，用清水浸泡1小时；山药去皮，洗净，切丁。

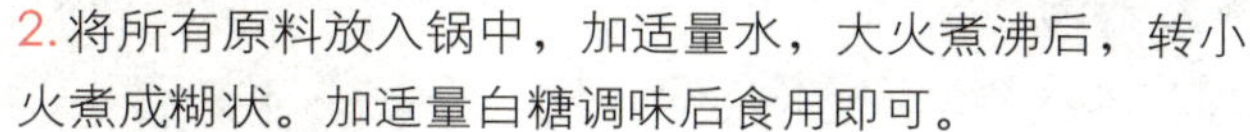

2.将所有原料放入锅中，加适量水，大火煮沸后，转小火煮成糊状。加适量白糖调味后食用即可。

* 本品的功效在于健脾止汗、补中益气，适合气虚自汗者服用。

大米 DaMi

补脾益气、和五脏、壮筋骨

大米，又称粳米，为五谷之长，营养丰富，是人体蛋白质的重要来源。大米入药有补脾益气、和五脏、壮筋骨、通血脉、止烦渴之功效。凡虚弱之人，大米皆宜，尤其是脾虚之人，最宜食之。

本草物语 Special

[性味归经] 性平，味甘，无毒；归脾、胃经。

[用法] 煎汤或熬粥服。适合泻痢、便秘、痔疮、胃气不足、口干渴、呕吐者服用，但糖尿病患者不宜多食。

[搭配要领] 不可与马肉、苍耳同食。

补脾验方

●大米竹沥饮

原料 大米100克，竹沥2勺。

做法 大米炒香，加适量水研磨成浆，每次用一半，调入竹沥2勺即可。

*本方可以益脾胃、除烦渴，适合胃热口渴、烦闷者食用。

●参诃大米饮

原料 党参20克，诃子10克，大米（炒至焦）30克。

做法 将上述三味加水四碗煎至一碗半，代茶饮之。每日1剂。

*常饮此茶可以健脾、益气、开音，改善肺脾气虚引起的喉炎。

轻松补脾DIY

●大米汤

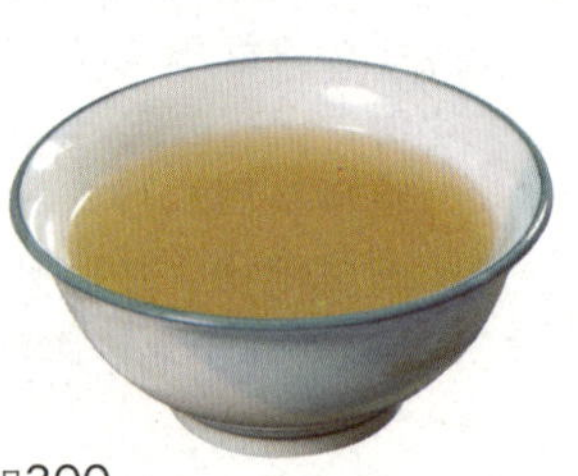

原料 大米30克，白糖20克，盐适量。

做法 1.先将大米放入炒锅炒黄。

2.将炒好的大米放入锅中，加300毫升水，煮取200毫升米汤，在米汤中加入白糖、盐调味即可。

*此汤有补脾益气、醒脾开胃、消食的功效。

●茯苓大米粥

原料 大米100克，茯苓末60克。

做法 1.大米放入清水锅中，小火熬粥。

2.半熟时放入茯苓末，拌匀煮熟即可。

*此粥有益气健脾、理气化痰的功效，可改善脾虚痰湿型咳嗽痰多、胸闷纳呆、神疲乏力、舌质淡胖、苔白腻等症状。

白扁豆 BaiBianDou

暖脾胃，止泄泻

白扁豆既是人们日常生活中的食用佳蔬，又是中医常用治病良药之一，有健脾化湿、和中消暑等功效。

本草物语 Special

［性味归经］ 性微温，味甘；归脾、胃经。

［用法］ 煎汤，10～15克；或生品捣汁；或制成丸、散；或捣敷外用。适合脾虚呕逆、食少久泻、暑湿吐泻、小儿疳积及妇女白带过多者食用。但不可多食，外感寒邪、疟疾患者忌用。

［搭配要领］ 宜配伍红枣、桂圆、莲心、大米等。

补脾验方

●香薷饮

原料 香薷10克，白扁豆、厚朴各5克。

做法 1. 将香薷、厚朴剪碎。

2. 白扁豆炒黄、捣碎，与香薷碎及厚朴碎放入保温杯，用沸水冲泡。盖好盖温浸1小时服用即可。

* 本品有解表清暑、健脾利湿的功效，可防治暑湿感冒。

轻松补脾DIY

●人参扁豆粥

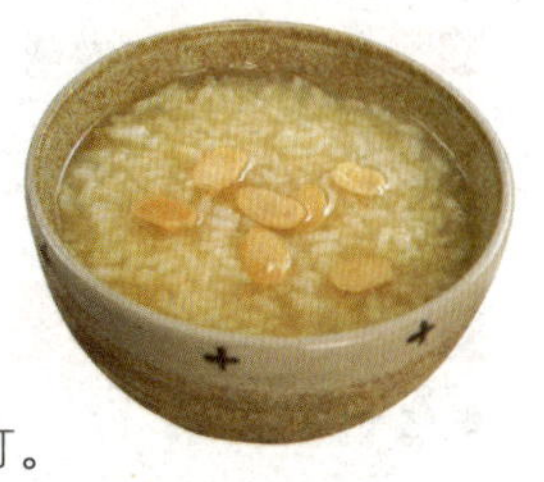

原料 白扁豆5克，人参2克，大米50克。

做法 1. 白扁豆洗净，加水入锅中煮，将熟时入大米同煮成粥。

2. 同时单煎人参取汁。

3. 粥熟时将人参汁对入，调匀即可。

* 此粥有补气健脾的功效，常食可以改善食少便溏、脘腹胀满、四肢乏力等不适。

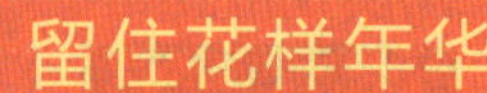

经期

乌鸡 WuJi

补虚劳，养身体

乌鸡又称乌骨鸡，有补虚劳羸弱、治消渴、益产妇、治妇人崩中带下等功用，是补虚劳、养身体的上好佳品。

本草物语 Special

[性味归经] 性平，味甘；归肝、肾、肺经。

[用法] 煮食或入丸、散，适宜气血两虚、身体瘦弱、消渴、遗精、久泻、久痢、崩中、带下者服用，但实证、邪毒未清者不宜服。

[搭配要领] 宜与大枣、人参、木耳、枸杞子、赤小豆配伍。

保健验方

●附子乌鸡丸

原料 净乌鸡肉100克，鹿茸、白芍、熟地各30克，山药、茯苓、肉桂、蒲黄、当归、萸肉各15克，附子10克。

做法 将上述药材做成米糊，为丸，服用即可。每次服10丸，饭前用酒送服。

* 本方可改善气血亏虚引起的经无血色，小便痛等不适反应。

轻松保健DIY

●乌鸡烧板栗

原料 乌鸡1只，板栗（去壳）20个，香菇5克，姜片、料酒、白糖、盐各适量。

做法 1.乌鸡洗净，切块；香菇泡发后洗净，切块。

2.将乌鸡与板栗一起烧熟，再放入适量料酒、盐、香菇、生姜、白糖等调味品，熟后空腹食之。

*此方可以调节经期气血两虚引起的身体虚弱、腰膝酸软、月经不调等不适反应。

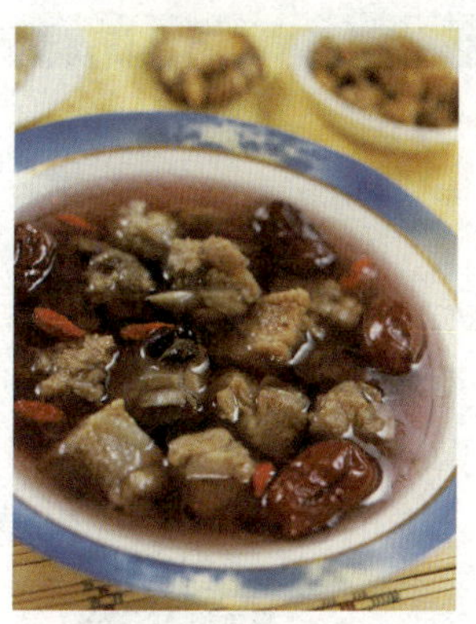

参芪蒸乌鸡

原料 乌骨鸡1只（约600克），大红参、赤茯苓、当归、益母草各9克，炙黄芪、黑桑葚、黑乌豆各24克，干白术、熟地各15克，炙甘草、陈皮各6克，水发红菇30克，红枣13颗，虾仁20克，荔枝干13颗，生姜1～2片，盐、鸡精、香油各适量。

做法 1.先将乌骨鸡宰杀后，去除杂毛和肠杂。

2.将炙黄芪、白术、赤茯苓、当归身、桑葚、炙甘草、盐、益母草、陈皮装入净纱布药袋内，扎紧袋口。

3.将所有原料全部放入陶瓷罐内，加适量水放屉笼内用大火蒸2小时至熟透入味，揭盖取出，淋上香油即可。

*此方可以改善女性经期气血双虚引起的头晕、眼花、面色苍白等症状。

赤小豆乌鸡汤

原料 乌鸡1只，赤小豆200克，黄精50克，陈皮、盐各适量。

做法 1.所有原材料洗净。

2.放入沸水锅中，中火煲3小时左右，用少许盐调味即可。

*此汤适合气血亏虚引起的痛经患者服用。

益母草 YiMuCao

活血、调经、消水

益母草又名茺蔚、益明、贞蔚等，茎、叶、籽实皆可入药，有活血、调经、消水等功效，对于月经不调、水肿、尿血、泻血、痢疾等症有疗效。

本草物语 Special

[性味归经] 性微寒，味苦、辛，无毒；归肝、心、膀胱经。

[用法] 煎汤，每次服 10 ~ 30 克；也可熬膏，制成丸、散；或是煎水洗，或鲜草捣敷。适合月经不调、痛经、经闭、恶露不尽、水肿尿少者服用，但是阴虚血少、寒滑泻痢及孕妇不要服用。

[搭配要领] 宜与当归、川芎、赤芍、白茅根、泽兰、木香配伍。

保健验方

●益母草膏

原料 鲜益母草适量。

做法 1. 益母草连根洗净，捣烂，用纱布滤取浓汁。

2. 放入沙锅，大火熬成膏状。

3. 再放入遮光瓶或瓷缸中存贮。用红糖水或用料酒服下，每次服1勺。

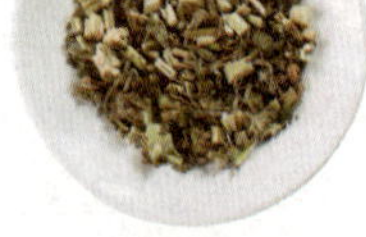

▲益母草

* 本方可以改善经血不调、恶露不尽等不适反应，不过孕妇忌服。

●益母草红枣饮

原料 益母草20克，枣（鲜）100克，红糖适量。

做法 1. 益母草、红枣用清水浸泡30分钟。

2. 将泡过的益母草放入沙锅，大火煮沸，小火再煮30分钟，用纱布过滤，得药汁200克，为头煎。

3. 药渣加水，煎法同前，得药液200克，为二煎。

4. 将两次药液倒入锅中，放入红枣煮沸，再倒入碗中，加红糖溶化，泡30分钟即可。

* 此汤具有温经养血、祛瘀止痛的功效，适合月经后期血虚寒凝者服用。

轻松保健DIY

●益母草当归煲鸡蛋

原料 鸡蛋100克，当归20克，益母草30克。

做法 1. 当归、益母草加水煎药汁。

2. 鸡蛋煮熟、剥壳，表面用针扎数个孔。

3. 将鸡蛋放入药汁中，煮3～5分钟即可。

* 此方补血功效显著，适合月经不调、痛经女性服用。

●益母草汤

原料 红糖60克，益母草30克。

做法 1. 取益母草加300毫升水，煎煮20分钟。

2. 取汁加红糖搅匀即可。

●益母草黄瓜面膜

原料 益母草10克，黄瓜1/2根，蜂蜜1勺。

做法 1. 将益母草碾为粉末。

2. 黄瓜洗净，去皮，切块，榨汁。

3. 将上述材料混合，调入蜂蜜，搅拌均匀即可。

* 经期是肌肤新陈代谢最快、吸收营养最好的时机，此面膜可以改善毛孔粗大、皮肤油腻等问题。

▼益母草黄瓜面膜

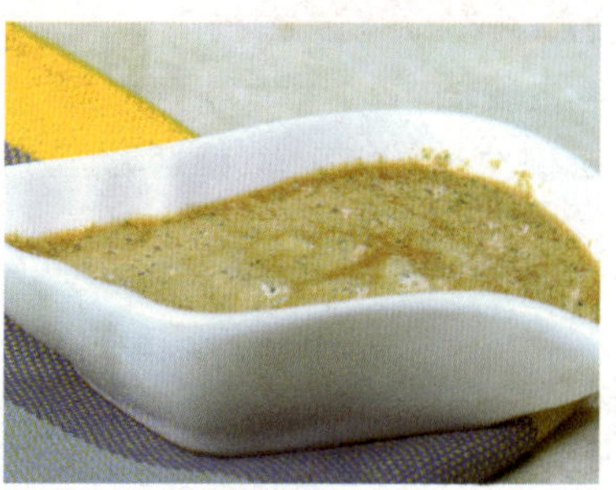

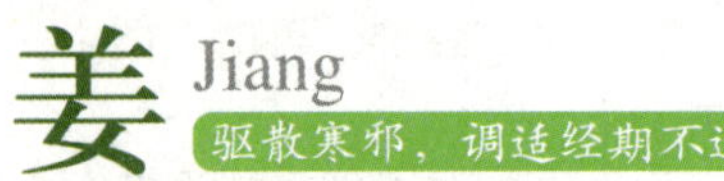

姜 Jiang

驱散寒邪，调适经期不适

姜是一种极为重要的调味品，也可作为蔬菜单独食用，而且还是一味重要的中药材。因其性质温热，在女性受寒的情况下，可以驱散寒邪、调适经期不适。

本草物语 Special

[性味归经] 性微温，味辛，无毒；归脾、肺、胃经。

[用法] 煎汤，每次服 3 ~ 10 克；捣汁以水冲服；也可捣敷患处，或绞汁调搽。适宜寒性痛经、伤风感冒、晕车晕船者食用，但是阴虚内热、邪热亢盛者要忌食，怀孕妇女不可多食。

[搭配要领] 宜与半夏、杏仁等配伍使用。

▲姜

保健验方

●地黄散

原料 干地黄30克，干姜25克。

做法 上述药物捣筛为散。每次服5克，每日服2～3次，用酒送下即可。

* 此方可以改善女性经期血少气寒、胎漏腹痛等不适反应。

轻松保健DIY

●生姜酒

原料 生姜200克，红糖150克，白酒1000毫升。

做法 1. 生姜洗净，晾干，切片，放入酒瓶，加入适量红糖。

2. 倒白酒，密封浸泡。

3. 1个月后可饮用。用红糖水或用料酒冲下，每次服1勺。

* 此方可以温胃、散寒、止痛，可以调适寒气郁积引起的腰酸、腰痛、手脚冰凉等不适。

姜母茶

原料 生姜5片，葱白4段，红糖适量。

做法 1.葱白洗净。

2.姜片、葱白放锅中，加水煮沸，小火煮20分钟左右。

3.放入红糖溶化，趁热饮用。

* 此茶祛寒效果显著，对经期女性有益。

当归生姜羊肉汤

原料 当归30克，姜25克，羊肉（或牛肉、牛骨）250克，盐适量。

做法 将姜和羊肉分别洗净，姜拍松，羊肉切块，和当归一起加适量水，共炖熟，加盐调味即可。

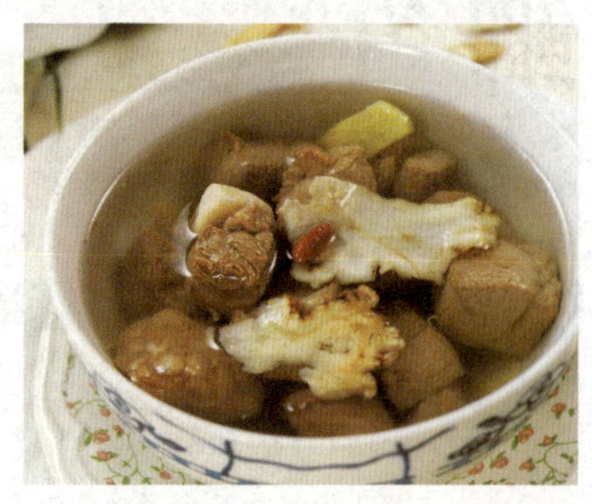

▲当归生姜羊肉汤

* 此汤对虚证引起的痛经有辅助的食疗价值，为常见妇科膳食之一。

生姜粥

原料 姜片5～10克，大枣5颗，大米100克，盐适量。

做法 将诸药同煮粥，再用适量盐调味即可食用。

* 此粥可以暖脾养胃、祛风散寒，适合经期手脚冰凉、腹痛者服用。

姜椒枣糖汤

原料 生姜25克，花椒9克，红糖30克，红枣10颗。

做法 将原料加水煎服。

* 此汤对于寒湿凝滞引起的痛经有辅助疗效。

鲫鱼 JiYu

活血通络，促进乳汁分泌

鲫鱼蛋白质丰富，有利湿健脾、和中开胃、活血通络的功效，哺乳期常吃，母乳脂肪含量不会偏高，也不会导致宝宝腹泻。而且鲫鱼可排出产妇体内多余水分，促进乳汁分泌。

本草物语 Special

[性味归经] 性平，味甘；归脾、胃、大肠经。

[用法] 可煮食或煅研入丸、散；也可捣敷或调敷外用。特别适合中老年人、妇女及病后虚弱者食用。

[搭配要领] 宜与陈皮、豆腐、牛奶配伍，不宜与砂糖、大蒜、芥菜、猪肝、沙参、蜂蜜、麦冬、厚朴同食。吃鱼前后忌喝茶。

保健验方

●千金鲫鱼饮

原料 鲫鱼1条，猪脂100克，漏芦、钟乳石各15克，米酒适量。

做法 猪脂切块，鲫鱼处理干净；将其余材料放入锅中，倒入等量的清水、米酒，煮至烂熟，去渣取汁便可饮服。

* 本方能补气生血、催乳，适合产后气血不足、乳汁不足者食用。

轻松保健DIY

●鲫鱼通草汤

原料 鲫鱼500克，通草6克，盐适量。

做法 鲫鱼除鳞和内脏，放清水中与通草共煮，加盐调味即可。

* 此汤适合乳房发胀而乳汁不畅的产妇食用。

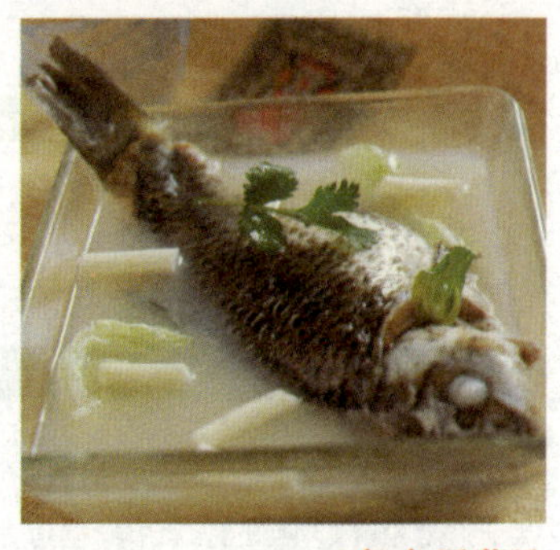

▲鲫鱼通草汤

●鲫鱼奶汤

原料 鲫鱼1条，牛奶50毫升，葱段、盐、料酒各适量。

做法 1. 鲫鱼处理洗净，下油锅略煎。

2. 再放入葱段、盐、料酒及适量水，炖至汤呈乳白色，倒入牛奶，煮沸即可。

* 此汤可以通窍催乳，适合产后乳汁不下者服用。

●红烧猪肉鲫鱼

原料 鲫鱼1条，四季豆、山药各20克，猪五花肉200克，葱、姜、料酒、白糖、酱油、盐、植物油各适量。

做法 1. 鲫鱼宰杀，去鳃、内脏，洗净备用。

2. 四季豆去筋，洗净剁碎；山药去皮洗净，剁碎；猪肉洗净，与葱、姜一起剁碎。

3. 将四季豆末、山药末、猪肉末混合拌匀。

4. 将混合的馅料纳入鱼腹内。

5. 锅内放油，放入白糖小火烧至溶化，放入鲫鱼两面稍煎，放入适量酱油、料酒、盐烧片刻，加适量沸水，继续烧至材料熟即可。

* 此方易于消化吸收，常食能增强抵抗力，产后妇女食之可补虚下乳。

猪蹄 ZhuTi

通乳汁，补气血，润肌肤

猪蹄又叫猪脚、猪手，含有丰富的胶原蛋白，脂肪含量比肥肉低，有壮腰补膝、通乳之功效，可以调理肾虚所致的腰膝酸软和产妇产后乳汁缺少。女性多吃猪蹄还能增强皮肤弹性和韧性。

本草物语 Special

[性味归经] 性平，味甘、咸；归心、肾、大肠经。

[用法] 煎汤或煮食，也可煎汤洗。适合产后乳少、面皱无华、虚伤、身体瘦弱、痈疽疮毒者食用。猪蹄脂肪量高，胃肠消化功能弱的老年人不可多食，肝病、动脉硬化及高血压患者也要少食。

[搭配要领] 本品加黄芪、当归、通草炖服，可治产后气血不足、乳汁缺乏。

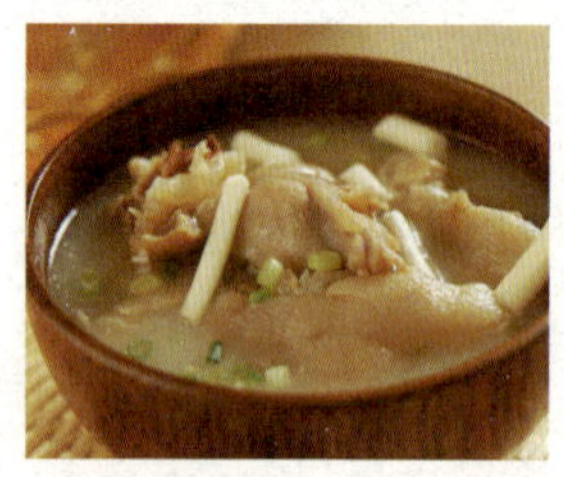

▲猪蹄通草汤

保健验方

●猪蹄汁

原料 猪蹄250克。

做法 猪蹄洗净，切块，用清水煮熟，饮用即可。

* 此方适合产后缺乳或是乳汁分泌不足的产妇食用。

轻松保健DIY

●猪蹄通草汤

原料 猪蹄1只，通草6克，盐、鸡精、葱段各适量。

做法 1. 猪蹄去毛，洗净，剖两半，切小块。

2. 锅置火上，加适量清水，放入猪蹄，大火煮沸后转小火煮1小时。再加入通草，煮30分钟，加盐、鸡精、葱段调味即可。

* 此汤有补血通乳的功效，适合产后缺乳者食用。

鸡蛋 JiDan

养血安胎，孕产妇的理想健康食品

鸡蛋营养成分全面而均衡，含有自然界最优良的蛋白质，被誉为“理想的营养库”，养血安胎、滋阴润燥的功效显著，是孕产妇理想的健康食品之一。

本草物语 Special

[性味归经] 性平，味甘；归肺、脾、胃经。

[用法] 煮、炒，每次1～3个；或入丸剂；也可取其蛋黄、蛋白调敷。适合胎动不安、产后口渴、烫伤、皮炎、体质羸弱、烦闷者食用；有脚气、痘疮、肝郁、积滞、宿食内停等不适者不宜食，冠心病、高胆固醇及肾脏疾病患者也尽量少吃或不吃。

[搭配要领] 宜与白糖、豆浆同吃；吃过鸡蛋不宜立即饮茶。

保健验方

● 阿胶米酒蛋汤

原料 阿胶30克，鸡蛋3个，米酒60毫升。

做法 1. 米酒煮阿胶至烊化。

2. 锅内打入鸡蛋，搅匀后稍煮片刻。分3次1日内服完即可。

* 此方可以补气养血、通行阳气。

轻松保健DIY

● 小米鸡蛋粥

原料 小米100克，鸡蛋2个，红糖150克。

做法 1. 小米淘净。

2. 锅置火上，放适量清水，放入小米，大火煮沸后，用小火熬至粥稠。再打入鸡蛋，略煮，用红糖调味即可。

* 此粥可补脾胃、益气血、活血脉，能够改善产后虚弱、口干口渴、产后虚泻及产后血痢、产后恶露不行等不适。

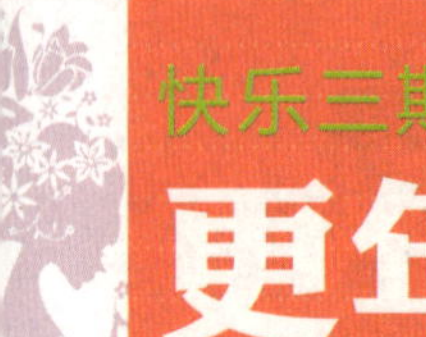

快乐三期 留住花样年华

更年期

黄精 HuangJing

抗衰老，调五脏

▶黄精

黄精是一种很好的抗衰老药物，《本草纲目》记载：黄精能宽中益气，使五脏调良，肌肉充盛，非常适合阳气较弱、阴液多有不足的老年人服用。

本草物语 Special

[性味归经] 性平，味甘；归肺、脾、肾三经。

[用法] 煎汤，每次服 10 ~ 15 克；或熬膏，入丸、散；也可煎汤洗，熬膏涂或浸酒搽。适合食少体弱、筋骨不坚、腰膝酸软、耳鸣目暗、须发早白、食少口干的老年人食用，但不宜口淡泛涎、胃口欠佳、素体湿盛痰多者服用。

[搭配要领] 宜与党参、白术、沙参、麦门冬、天门冬、黄芪、花粉、山药、玄参、苍术、枸杞子、薏米、木瓜等配伍；忌与梅实及酸冷食物搭配。

保健验方

●九转黄精膏

原料 黄精、当归各等份，蜂蜜适量。

做法 将上述药材用水煎取浓汁，加适量蜂蜜，混匀，煎沸。每次服1~2勺。

* 此方可以补益脾肾、益精血，适合身体虚弱、精血不足、早衰白发者服用。

轻松保健DIY

●黄精炖猪瘦肉

原料 黄精50克、猪瘦肉200克，葱、姜、料酒、盐、鸡精各适量。

做法 1.将黄精、猪瘦肉洗净，切成小块；葱洗净，切段；姜洗净，切片备用。

2.将黄精和猪瘦肉放入沙锅内，加适量水，放入葱段、姜片、料酒隔水炖3小时至熟，加盐、鸡精调味即可。

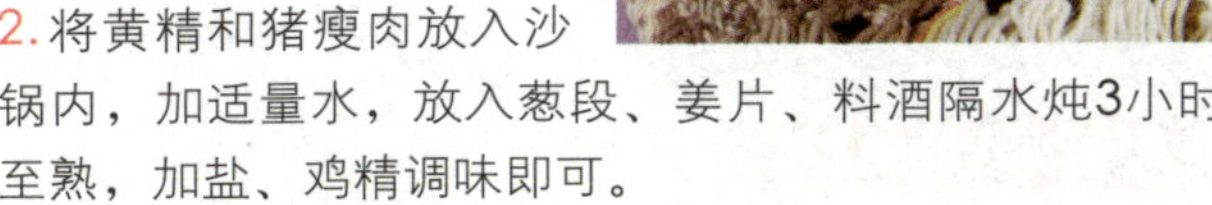

*此方可以补气、养阴、健脾、润肺、益肾，非常适合脾胃虚弱、口干食少、体倦乏力、精血不足者服用。

牛奶 NiuNai

补虚损，益肺胃

牛奶营养丰富，易消化吸收，可以补虚损、益肺胃、养血、生津润燥、解毒，被视为“接近完美的食品”，故称“白色血液”，是更年期人群理想的天然食品之一。

本草物语 Special

[性味归经] 性微寒，味甘；归心、肺、胃经。

[用法] 最好在傍晚或临睡前30分钟饮用。适合虚弱劳损、反胃噎膈、消渴、血虚便秘、气虚下痢、黄疸者服用，但是脾胃虚弱、痰冷积饮、缺铁性贫血、乳糖酸缺乏症、胆囊炎、胰腺炎患者不宜饮用。

[搭配要领] 宜与蜂蜜配伍，不宜与菠菜、橘子、米汤同食。

保健验方

●黄牛乳茯苓参姜丸

原料 黄牛乳240克，生姜汁120克，白茯苓末、人参末各15克，红椒末适量。

做法 先把黄牛乳、生姜汁煮熟，再放入白茯苓末、人参末、红椒末，熬成膏状，制成丸即可。每次服20丸，饭前用温开水送下。

*此方有补虚损、调五脏的功效，适合大病初愈者服用，常服还可润体悦色。

轻松保健DIY

●牛奶山药杏仁汁

原料 淮山药50克，牛奶200毫升，甜杏仁20克。

做法 1.杏仁用水浸泡后研细末；山药洗净，去皮，切碎。

2.将杏仁末、牛奶混合，取汁，加入山药碎煮沸即可。每日服用2次。

*牛奶滋补强壮，补充钙质；杏仁润肺宽胃。此方强健筋骨，适用于虚性腰膝痛症，症见腰膝无力，疼痛缠绵不愈，关节不利。常人服之亦能“骨髓坚固，行及奔马”。

●牛奶蒸蛋

原料 鸡蛋2个，牛奶、白糖各适量。

做法 1.取两只碗，把蛋黄和蛋白分别敲入两个碗中打散。

2.蛋清里倒入适量牛奶继续搅拌，加适量白糖搅匀。

3.等白糖溶化后，倒入蛋黄，入锅中蒸10分钟即可。

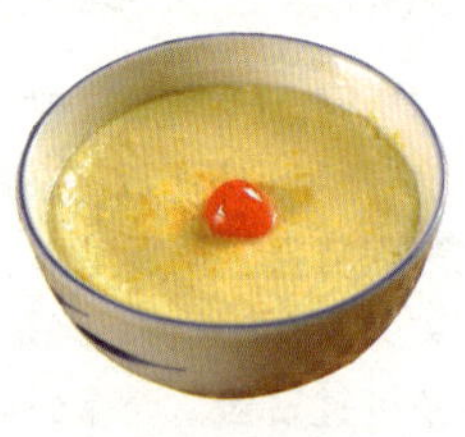

*此方适合心悸、乏力、出虚汗、有饥饿感、面色苍白的低血糖者食用。

小麦 XiaoMai

除烦止渴、养肝气

小麦又名浮小麦、白麦，营养价值丰富，有除烦止渴、利小便、养肝气、调经止血的功能，对人体健康十分有益。

本草物语 Special

[性味归经] 性微寒，味甘；归心、脾、肾经。

[用法] 煎汤或煮粥，也可将其炒黄调敷外用。一般人均可食用，对心神不宁、失眠、烦躁不安、精神抑郁、自汗、盗汗等症有显著的食疗效果。

[搭配要领] 宜与大枣、甘草、黄芪等配伍；不宜与蜀椒、萝卜配伍。

▲小麦

保健验方

●小麦百合生地饮

原料 小麦30克，百合18克，生地20克，生龙齿15克。

做法 1. 将诸药洗净，小麦装布袋，扎紧袋口，放入沙锅，加清水适量，煎煮40分钟，滤出药汁。

2. 药渣加适量清水，煎35分钟，再滤药汁。将两次药汁合并。每日1剂，分2次，用温水送服。

* 此汤可以改善更年期心阴亏虚、心烦不安、失眠多梦等症。

轻松保健DIY

●小麦大枣桂圆汤

原料 小麦50克，大枣30克，桂圆15克。

做法 1. 小麦去壳；大枣去核；桂圆去壳。

2. 将所有材料一起放入锅内，加适量清水煮沸，用小火煮至大枣熟烂即可。

* 更年期气虚自汗、精神紧张者宜喝此汤。

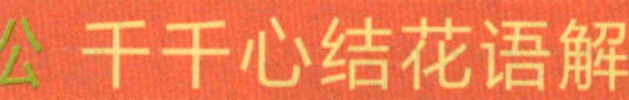

释放压力

酸枣仁 SuanZaoRen

静心安神，舒缓压力

酸枣仁又名山枣、酸枣子，是酸枣仁的干燥成熟种仁，能抑制中枢神经系统，有宁心安神的功效，是常用名贵中药材之一。

本草物语 Special

[性味归经] 性平，味甘、酸；归肝、胆、心经。

[用法] 煎汤，每次6～15克；研末，每次3～5克；也可入丸、散。酸枣仁适合心悸、失眠、出虚汗、神经衰弱、有黑眼圈的人服用，但体内有实邪郁火、患有滑泄症的人慎服。

[搭配要领] 宜与茯苓、白术、人参、甘草、生姜搭配服用。

释压验方

●酸枣仁饮

原料 酸枣仁10克，知母、茯苓、川芎、白芍各6克，甘草3克，五味子7粒。

做法 将上述药材用水煎服，每日一剂。

轻松释压DIY

●酸枣仁粥

原料 大米150克，酸枣仁30克，枸杞子15克，冰糖适量。

做法 酸枣仁、枸杞子、大米洗净，放入沙锅，加适量清水，大火煮至米烂粥稠，放入冰糖即可。

荔枝 LiZhi

生血养心，益气安神

荔枝又名大荔、丹荔等，在每年的6~7月果实成熟时采摘，鲜用或晒干备用，具有通神益智、填精充液、辟臭止痛等多种功能。

本草物语 Special

[性味归经] 性温，味甘、酸，无毒；归脾、肝经。

[用法] 内服：煎汤，5 ~ 10 个；烧存性研末；或浸酒。外用：适量，捣烂敷；或烧存性研末撒。阴虚火旺者慎服；烦渴、呃逆、胃痛、外伤出血者宜服。

释压验方

●荔枝茶

原料 荔枝、桃仁各6个，大枣6颗，黑茶叶、椿根白皮各9克。

做法 将上述各材料加水共煎煮，取汁即可。每日1剂，不拘时饮服。

*适用于养阴清热，生津润燥，凉血止血。

轻松释压DIY

●百合荔枝

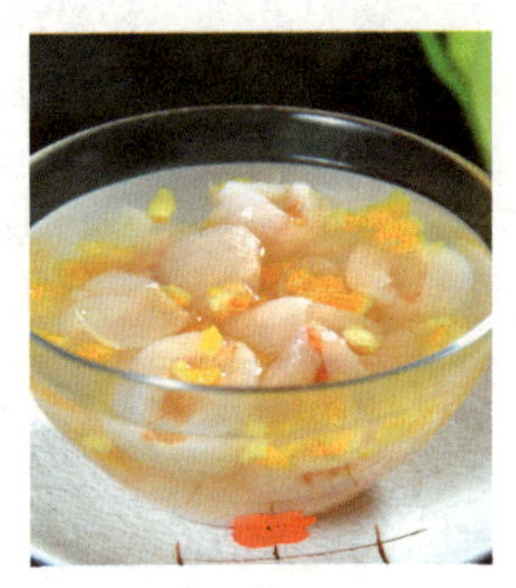

原料 鲜荔枝250克，鲜百合50克，鲜橙25克，冰糖适量。

做法 1.荔枝去壳、核，洗净；鲜橙去皮，切粒；鲜百合掰成瓣，用沸水煮熟，捞出，冲凉。

2.冰糖加水煮成冰糖水，凉凉；将荔枝、百合、鲜橙粒放入碗中，加入冰糖水即可。

*百合性微寒、味甘，与荔枝一起烹制具有养颜、安神、润肺、止咳的功效。

薰衣草 XunYiCao

清新宜人，缓解精神压力

薰衣草可作药用，具有镇静、舒缓、催眠等功效，有“芳香药草”的美誉，也是全世界重要香精原料之一，香气芬芳怡人，长期使用可有效缓解精神压力、解除疲劳，还可愈合伤口、去疤痕、控油、修复肌肤。

本草物语 Special

［性味归经］ 性凉，味辛。

［用法］ 煎汤，每次3～9克；也可捣敷外用。薰衣草粉是通经药，孕初期妇女应避免使用。不过低血压患者需适量使用，以免反应迟钝、嗜睡。

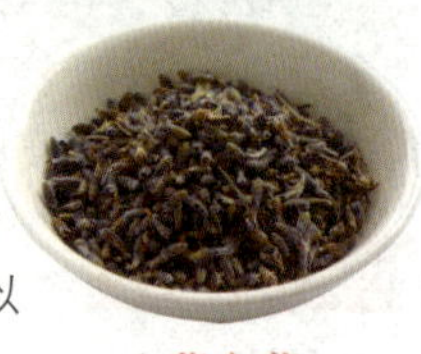

▲薰衣草

［搭配要领］ 宜配玫瑰花、金盏花、洋甘菊、薄荷、茉莉等。

释压验方

●薰衣草薄荷茶

原料 薰衣草4克，柠檬草2克，薄荷叶3～5片。

做法 1. 热水温热杯子，放入薰衣草、柠檬草和薄荷叶，冲入沸水，泡出香味。

2. 滤掉茶渣，即可饮用。

* 常饮此茶可以缓解焦虑情绪、改善失眠。

轻松释压DIY

●薰衣草白菜汤

原料 娃娃菜100克，干薰衣草、姜片、葱段、高汤、盐各适量。

做法 1. 娃娃菜洗净，焯水，过凉水后捞出。

2. 干薰衣草洗净，与姜片、葱段装入调料袋。

3. 沙锅中放入高汤、调料袋煮沸，再放入娃娃菜，煮15分钟后，用盐调味即可。

* 本汤有开胃去火、减缓压力的功效，适合炎热夏季饮用。

●薰衣草黄豆粉面膜

原料 黄豆粉2小勺，薰衣草精油2滴，矿泉水少许。

做法 1. 将薰衣草精油加水稀释，搅匀。

2. 加入黄豆粉拌匀即可。

* 心情抑郁低落时，不妨尝试一下此款面膜，可以让你变成一位懂得修复心灵的魅力女人。

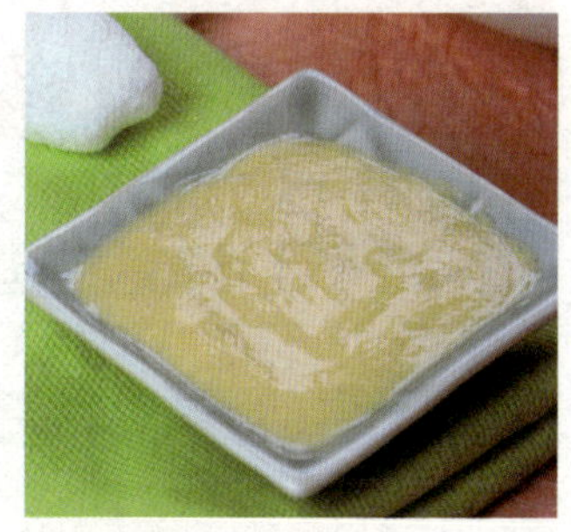

▲薰衣草黄豆粉面膜

●薰衣草美容保养浴

原料 薰衣草粉5克。

做法 取薰衣草粉约5克，撒入浴缸中，也可以用小布袋装适量薰衣草，泡在浴缸里，浸泡15～30分钟。

* 可以舒缓压力，收缩毛孔，美体香身。

●薰衣草按摩精油

原料 薰衣草精油、薄荷精油、基础油各适量。

做法 将1滴薰衣草精油、1滴薄荷精油一起加入5毫升的基础油中，取适量在太阳穴和额头部位做轻柔的按摩，此法可以舒缓神经，改善压力过大引起的头痛或偏头痛。也可将3滴薰衣草精油加入100毫升冷水中，冷敷或轻按太阳穴至后脑部。

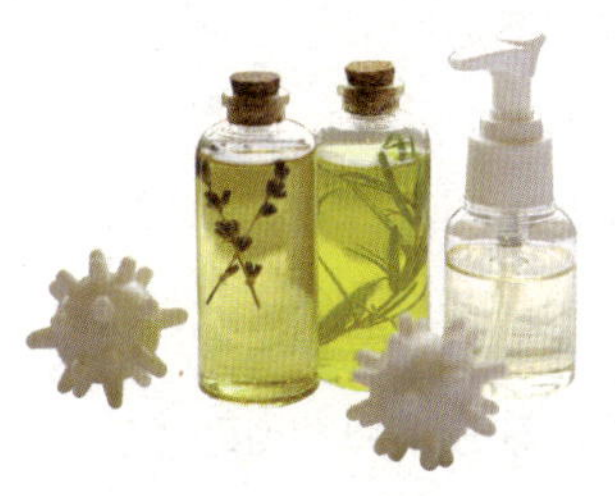

减压放松 千千心结花语解

摆脱抑郁

柴胡 ChaiHu

疏肝解郁，振奋精神

柴胡又名茹草，具有疏肝解郁、清热解表、和解少阳等功效。

本草物语 Special

[性味归经] 性微寒，味苦、辛；归肝、胆经。

[用法] 煎汤，每次3～10克；也可入丸、散；或研末外用。适宜感冒发热、月经不调者服用，但肝阳上亢或阴虚火旺者要禁服。

[搭配要领] 可与当归、白芍、香附、葛根、半夏、草果配伍。

怡情验方

●小柴胡汤

原料 党参20克，柴胡15克，酒黄芩12克，姜半夏、甘草各10克，生姜6片，大枣6颗。

做法 将诸药用水煎煮，每日一剂。

* 本汤可以调畅情志失调引起的抑郁症状。

轻松怡情DIY

●柴郁莲子粥

原料 大米100克，柴胡、郁金各10克，莲子15克，白糖适量。

做法 1.莲子研末；大米洗净。

2.将柴胡、郁金放锅中，加清水煎煮，去渣。

3.再放入莲子末、大米煮粥；熟时，加白糖即成。

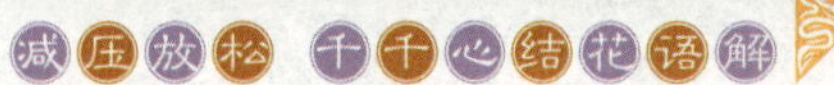

茉莉 MoLi

理气开郁，松弛神经

茉莉是著名观赏花卉，芳馥绝伦、香味纯正，其花、根、叶等皆能入药，有理气、开郁、辟秽、和中、护肤之功效，而且茉莉清香迷人，可提炼香精，有“精油之王”的称号。

本草物语 Special

［性味归经］ 性温，味辛、甘；归肝经。

［用法］ 取 2 ~ 3 克干品，可煎汤内服或泡茶饮，但其根有一定毒性，不作内服。适合忧郁、沮丧者服用，而肺脾气虚或肾虚喘息者忌用。

［搭配要领］ 宜与银耳、薄荷、茴香、洋甘菊、桂花搭配食用。

怡情验方

●茉莉青花饮

原料 茉莉花、青花各3克，藿香6克，鲜荷叶10克。

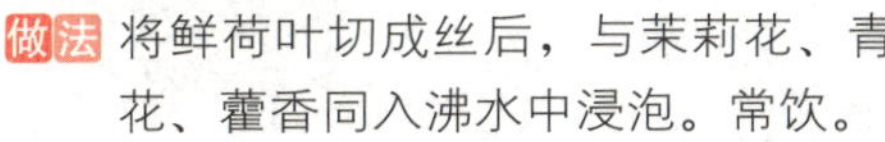

做法 将鲜荷叶切成丝后，与茉莉花、青花、藿香同入沸水中浸泡。常饮。

*茉莉花、藿香化湿和中；荷叶清解暑热，升清化湿；青花利小便。此方对脘闷少食、抑郁有不错的疗效。

轻松怡情DIY

●茉莉玫瑰花茶

原料 绿茶9克，干玫瑰花瓣、干茉莉花各5克。

做法 1. 将绿茶、干玫瑰花瓣、干茉莉花放在杯中，冲入开水。

2. 待茶叶沉底后，先把茶汁倒出冷却，再续泡两次。

3. 凉凉后，即可饮用。

*现代人容易抑郁、烦躁，不妨常饮此茶。

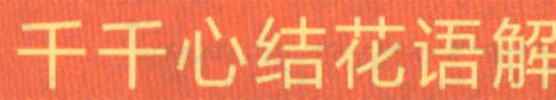

减压放松 千千心结花语解

告别失眠

茯苓 FuLing

宁心安神，失眠多梦症的滋补佳品

茯苓又叫伏灵、赤茯苓、松薯、茯菟、云苓，具有宁心安神、健脾和胃、渗湿利水的功效，是心悸和失眠之人的养心安神大药。

本草物语 Special

［性味归经］ 性平，味甘，归心、肺、脾经。

［用法］ 煎汤，每次服 10 ～ 15 克；也可入丸、散。此药材适合心神不宁、惊悸失眠、脾胃不和者服用。

［搭配要领］ 与人参、远志、酸枣仁配伍，可用于心神不宁、心悸、失眠等症。

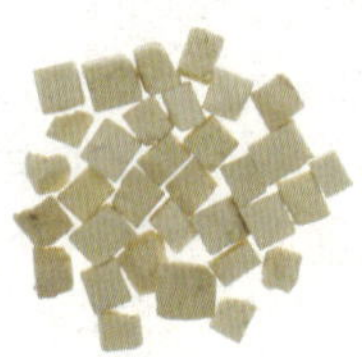

▲茯苓

助眠验方

●茯苓酒

原料 白酒500毫升，茯苓100克。

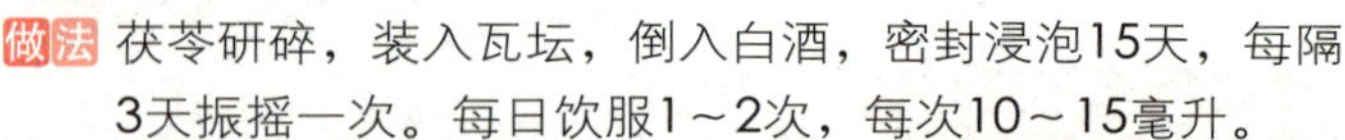

做法 茯苓研碎，装入瓦坛，倒入白酒，密封浸泡15天，每隔3天振摇一次。每日饮服1～2次，每次10～15毫升。

* 此方宜心悸失眠、食欲减退、腰酸腿软、体倦乏力者服用。

轻松助眠DIY

●山药茯苓包子

原料 山药、茯苓各100克，发酵面团350克，白糖300克，猪油、青丝、红丝、面粉各适量。

做法 1. 山药、茯苓研成粉，加适量水，搅拌成糊。

2. 再将山药、茯苓糊蒸30分钟，加面粉、白糖及猪油、青丝、红丝制成馅。

3. 面团擀成皮，包入馅料制成包子，蒸熟即可。

*该面点可健脾宁心，对失眠、食少、消渴等病症有益。

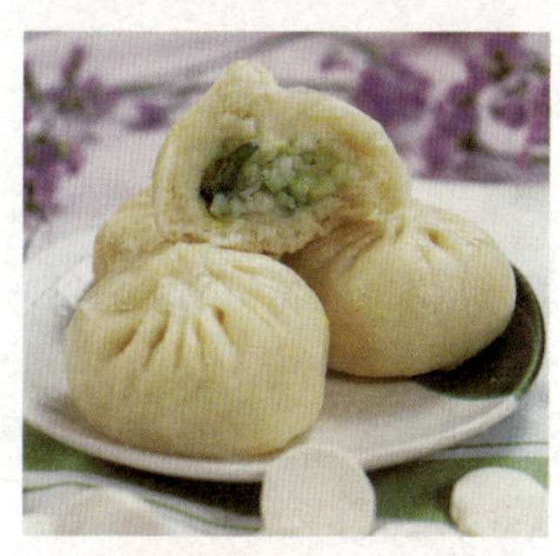
▲山药茯苓包子

●莲子麦苓糕

原料 莲子肉、麦冬各30克，茯苓20克，面粉100克，桂花、白糖各适量。

做法 将上述各药研末，放适量白糖、桂花、面粉拌匀，再用水和成面团，上屉蒸成糕状。每天50～100克，连服10～15天。

*此糕适合惊悸、怔忡、失眠、口干乏力者食用。

桂圆肉 GuiYuanRou

养血安神之良药

桂圆肉又叫桂圆干、龙眼肉，可以补益心脾、养血安神，为滋补良药。正如《本草纲目》所说，“食品以荔枝为贵，而滋益则以桂圆为良”。

本草物语 Special

[性味归经] 性温，味甘；归心、脾经。

[用法] 煎服，6～15克。适合因气血不足引起的面色无华、神疲乏力等症，但是消化不良、痰火过盛、湿滞停饮、恶心呕吐者忌服；孕妇、糖尿病患者也不宜多服。

[搭配要领] 宜与莲肉、芡实、生地黄、麦冬、当归配伍。

助眠验方

●心脾双补汁

原料 桂圆肉15克，莲子30克，大枣10颗。

做法 将上述药材加水适量，煎汤服。

* 本方可以补脾、养心、安神，对失眠、心悸、自汗、食欲不振等症有疗效。

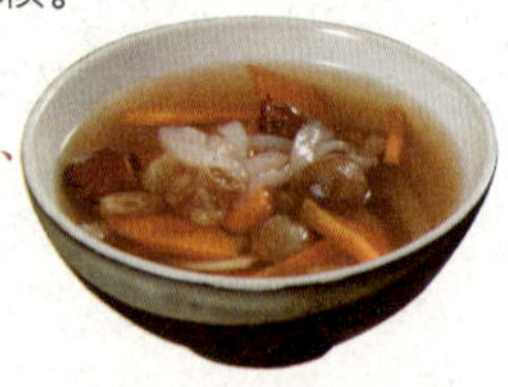

▲红枣桂圆魔芋汤

轻松助眠DIY

●红枣桂圆魔芋汤

原料 红枣12颗，胡萝卜100克，桂圆肉干5个，葡萄干10克，魔芋150克，姜1小片，盐适量。

做法 1. 胡萝卜洗净去皮，切块；红枣洗净；魔芋洗净，入沸水锅煮透捞出，切丝。

2. 沙锅中倒入600毫升水煮沸，放入红枣、胡萝卜、桂圆肉干、葡萄干、魔芋丝、姜片煮至胡萝卜熟软。

3. 食用时加适量盐调味即可。

* 桂圆、红枣皆有养心安神的作用，适合失眠觉少者服用。

●桂圆茶

原料 桂圆肉5～10个。

做法 桂圆肉放碗中，隔水蒸熟；再将其用沸水冲泡，代茶饮用。

* 此茶可以补气益血、养心，适合失眠、心悸、神经衰弱者服用。

●百会穴外敷桂圆

原料 干桂圆肉适量。

做法 将干桂圆肉贴在百会穴上，再用纱布和胶布固定好，晚贴早取。百会穴是督脉上的穴位，在头顶正中线与两耳尖连线的交点，是百脉交会之处。

* 具有安神养心的功效，可治疗失眠。

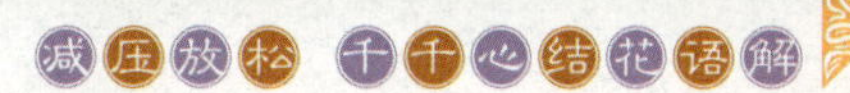

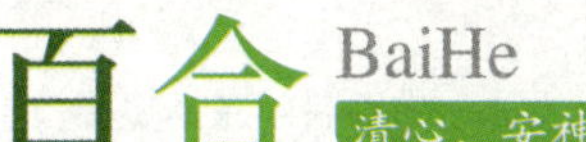

百合 BaiHe

清心，安神，养性

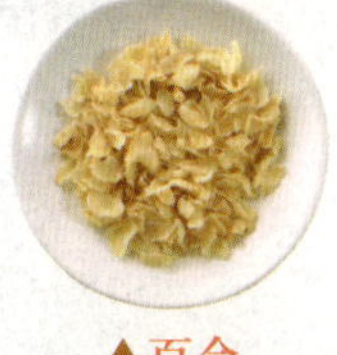
▲百合

百合是多年生的草本植物，是药食两用之佳品，《本草纲目》中有百合可宁心安神、润肺止咳、补中益气之记载。

本草物语 Special

［性味归经］ 性微寒，味甘；归心、肺经。

［用法］ 煎服，每次10～30克；也可将鲜品捣敷外用。适合失眠多梦、虚烦惊悸、精神恍惚者服用，但是风寒咳嗽、脾胃虚弱、大便溏泄者不可用。

［搭配要领］ 宜与沙参、麦门冬、川贝母、甘草、知母、地黄等配伍，但是食百合不宜搭配猪肉，否则会引起中毒。

助眠验方

●百合洋参茶

原料 干百合5朵，枸杞子3克，西洋参、竹叶各1克。

做法 将原料以沸水冲泡10分钟即可。

* 此茶有养心安神、清热润肺、养颜抗衰的功效。

轻松助眠DIY

●百合芝麻炖猪心

原料 百合30克，黑芝麻60克，黑枣15颗，生姜1块，鲜猪心1个，盐少许。

做法 1. 猪心剖开，去筋膜，洗净血水，切片；将芝麻炒香；百合洗净；黑枣洗净，去核；生姜洗净，去皮，切片。

2. 瓦煲内加入清水，用大火煲至水沸，然后放入全部材料，转用小火继续炖3小时，加入盐调味即可食用。

* 此方可以起到养血养阴、宁心安神的作用，适合失眠、记忆力减退、心悸者食用。

图书在版编目(CIP)数据

本草女人养颜经/杜琳编著.—太原：山西科学技术出版社，2015.5（2025.2重印）

(国医养生堂)

ISBN 978-7-5377-5094-3

Ⅰ.①本… Ⅱ.①杜… Ⅲ.①《本草纲目》－女性－美容 Ⅳ.①TS974.1②R281.3

中国版本图书馆CIP数据核字（2015）第071152号

国医养生堂 本草女人养颜经

出 版 人： 阎文凯　　**助理编辑：** 刘　菲

编　　著： 杜　琳　　**文图编辑：** 冷寒风

责任编辑： 郝志岗　　**装帧设计：** 阮剑锋　王道琴

出版发行： 山西出版传媒集团·山西科学技术出版社

地址：太原市建设南路21号　邮编：030012

编辑部电话： 0351-4922072

发行电话： 0351-4922121

经　　销： 各地新华书店

印　　刷： 文畅阁印刷有限公司

开　　本： 889毫米×1194毫米　1/32

印　　张： 3

字　　数： 80千字

版　　次： 2015年5月第1版

印　　次： 2025年2月第2次印刷

书　　号： ISBN 978-7-5377-5094-3

定　　价： 12.00元